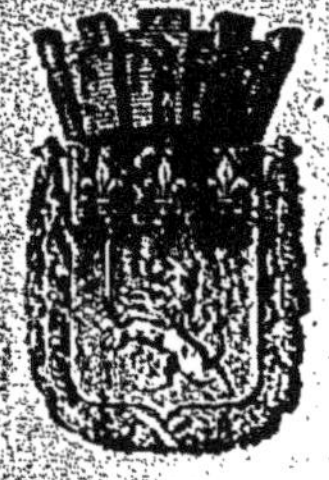

CONTRIBUTION

A L'ÉTUDE

DES AMAUROSES TRAUMATIQUES

PAR

le Dr René DAMOND

Médecin stagiaire au Val de Grâce

EDITEURS

A. STORCK | G. MASSON
LYON | PARIS

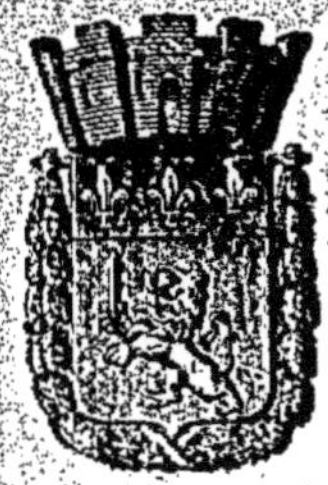

CONTRIBUTION

A L'ÉTUDE

DES AMAUROSES TRAUMATIQUES

PAR

le Dr René DAMOND

Médecin stagiaire au Val de Grâce

EDITEURS

A. STORCK | G. MASSON
LYON | PARIS

PRÉFACE

Nos premiers remerciements iront à notre maître, M. le professeur Gayet. C'est lui qui nous a inspiré le sujet de cette thèse. Nous avons retrouvé en lui, dans ces nouveaux rapports de chaque jour l'excellent maître de notre seconde année de médecine, si plein d'affectueux intérêt pour ses élèves, à l'enseignement si pratique et si fructueux. Au début, nous acceptâmes le cœur léger la responsabilité d'un travail peut-être au-dessus de nos forces. A défaut de talent nous y avons mis du moins de la bonne volonté. Nous avons trouvé autour de nous des concours empressés dans ce laboratoire d'ophtalmologie, où maîtres et élèves travaillaient fraternellement côte à côte. Nous remercions bien vivement M. le docteur Meurer, chef des travaux, de ses bienveillants conseils; MM. Paviot et Coronat de leur aimable obligeance; nos camarades Coullaud et Caziot, qui ont suppléé à notre insuffisance en matière de langues vivantes.

R. DAMOND.

1

Nous ne voulons pas oublier nos camarades d'école, parmi lesquels nous avons trouvé de fortes sympathies. Nous conserverons un bon souvenir de ceux de MM. les répétiteurs qui nous ont voulu du bien ou du mieux. Enfin, à tous ceux qui nous ont soutenu, aidé, estimé, merci !

INTRODUCTION

Généralités : Définition, Classification
des Amauroses traumatiques

Nous entendons par amaurose traumatique une cécité succédant à une action violente exercée sur le bloc crânien et plus spécialement sur le pourtour orbitaire, avec une relation nette de cause à effet entre la violence initiale et le trouble fonctionnel consécutif, mais sans qu'il soit possible au premier abord d'en définir le processus intermédiaire, en l'absence de lésions apparentes grossières de l'organe de la vision, et en raison de son indépendance anatomique et physiologique avec les organes directement atteints. Prenons un exemple : Un homme tombe sur la tête ; après sa chute il présente un ensemble de symptômes généraux graves et il guérit, mais il a perdu la vue de l'œil gauche, bien que cet œil n'ait pas été directement intéressé et qu'à son aspect extérieur rien d'anormal ne paraisse. Nous opposons cette amaurose traumatique indirecte à la cécité directe déterminée par l'application immédiate de l'agent vulnérant sur l'organe de la vision lui-même. Ici l'esprit conçoit facilement les troubles locaux et lésions qui en seront la conséquence. Du reste, l'étiologie serait-elle obscure, les circonstances du traumatisme mal établies, il persisterait des déterminations *in situ* de la violence qui en signeraient l'origine et le mode d'action.

Cette question des amauroses traumatiques ainsi posée soulève le difficile problème de son mode de production. Cette étude a déjà été tentée, mais les preuves anatomo-pathologiques faisant défaut, les observations revenaient toujours les mêmes à l'appui d'une théorie qu'elles ne contredisaient pas, jusqu'à ce que le vent scientifique ayant tourné, elles fussent remaniées pour servir la cause d'une nouvelle interprétation. Bien plus, on a confondu dans un pêle-mêle mystérieux beaucoup de faits qui relèvent sans doute de la cécité directe. La distinction, si facile qu'elle soit, n'a pas toujours été faite. Restent enfin des observations tronquées que les auteurs ont même quelquefois empruntées à l'histoire (1) et qui, en raison même de leur vague clinique, ne doivent pas surprendre notre bonne foi. Une critique des faits et des théories s'impose donc. Viendront ensuite l'exposé de données récentes et le complément que nous désirons y ajouter.

CLASSIFICATION DES AMAUROSES TRAUMATIQUES

Nous n'avions d'abord en vue au début de nos recherches que les amblyopies consécutives aux traumas peri-orbitaires. Mais il était impossible de passer sous silence les amauroses qui reconnaissent le même mode de pro-

(1) Voltaire, *Siècle de Louis XIV.*

duction, sous le spécieux prétexte que le point d'applica-
cation de la force était éloigné de la sphère optique.
Cette distinction était bonne autrefois, mais c'est justement là le véritable esprit scientifique qui efface et
aplanit les dissimilitudes apparentes, néglige les caractères secondaires d'étiologie pour fonder, sur des lésions
analogues, une classification logique. Nombre d'amauroses traumatiques crâniennes relevant, comme les
péri-orbitaires, d'une contusion indirecte du nerf
optique dans le canal optique, nous les réunirons dans
la même étude. Il y a encore des amblyopies traumatiques dites réflexes d'une nature spéciale encore mal
connues. Nous avons de bonnes raisons pour croire que
là encore il y aura à distraire de ce groupe d'observations quelques cas qui nous reviennent de droit. Nous
tenterons ainsi un premier morcellement de ces faits, que
leur étrangeté seule a réunis et qui doivent reconnaître
des étiologies diverses. Mais pouvions-nous envisager
une catégorie spéciale d'amauroses traumatiques, celles
dues à une fracture du trou optique, sans nous prononcer
sur l'existence, la fréquence d'autres modes de production
qu'on tend peut-être aujourd'hui à trop méconnaître?
Faut-il, dans un élan de généralisation prématuré, nier
les vieux faits cliniques qui nous montrent la cécité
succédant à de légers traumatismes ne paraissent avoir
lésé en aucune façon le défilé orbito-crânien? Y a-t-il,
en somme, d'autres amauroses que celles dont une
récente étude anatomo-pathologique nous a révélé
l'existence? Nous voilà donc amenés à poser la question
des amauroses traumatiques en général.

Il nous est resté de leur étude cette impression que

leur pathogénie est essentiellement variable. Si quelques explications se sont trouvées vraies pour quelques cas particuliers, il ne s'ensuit pas qu'on doive les généraliser en types, et qu'à plus forte raison on soit autorisé à prendre pour base de classification le mode même du processus pathogénique qu'il s'agit justement de définir. Tous les cas connus n'ont pas leur mécanisme établi et échappent, par conséquent, à toutetentative de subordination à ce point de vue. A cette notion particulière d'étiologie substituons celle de la localisation de la lésion. Nous tenterons une classification des amauroses traumatiques, en prenant pour point de départ le siège même de la lésion sur les différents points du tractus optique. Nous aurons ainsi plusieurs espèces anatomo-pathologiques suffisamment tranchées, spécialisées dans un appareil symptomatique distinct, mais susceptibles de reconnaître plusieurs processus, bien qu'il y en ait un d'élection.

Ce cadre ainsi construit sera assez vaste pour contenir tous les cas connus et les rapprocher d'une façon rationnelle ; il restera encore de la place pour les faits obscurs qui, à mesure qu'une observation plus attentive en débrouillera le mécanisme, seront admis après la constatation de leur identité anatomo-pathologique. Est-se à dire que nous ne pénétrerons pas plus avant dans l'étude des amauroses ? Chacune de ces têtes de chapitre, de ces compartiments réunira des faits d'étiologies diverses. Nous nous appliquerons à déterminer les processus les plus ordinaires, en les appuyant de l'autorité de l'observation clinique, sans cependant avoir la prétention d'épuiser la série des modalités possibles.

L'appareil de la vision comprend un système de réception, le globe oculaire, milieu dioptrique doublé d'une membrane sensible, la rétine qui réagit contre les chocs vibratoires lumineux par ses impressions diffusées vers les centres. C'est au nerf optique qu'est dévolue cette fonction de faire cheminer les impressions jusqu'au cerveau. Là, enfin, dans une région mal déterminée, l'impression perçue devient sensation. Il est clair que toute lésion qui troublera le jeu normal de chacun de ces appareils soit dioptrique, soit nerveux, soit psychique, rompra en même temps la continuité de la chaîne qui nous relie au monde extérieur visible. Ajoutons, comme corollaire, qu'il n'y aura de possible que l'amaurose résultant d'une action quelconque sur ces différents points du tractus optique. Faisons l'application anatomique de ces données physiologiques si simples : D'abord, le globe oculaire peut être lésé dans ses divers milieux (humeur aqueuse, cristallin, humeur vitrée) où dans ses membranes profondes (sclérotique, choroïde, rétine). Il en résultera alors une *amaurose de réception*. En raison de son long trajet et malgré la protection apparente que semble lui créer son encaissement sur la base du crâne, le nerf optique est exposé successivement, dans son trajet intra-orbitaire, intra-canaliculaire et intra-crânien (*amaurose de conduction*). Le centre optique qu'on localise vaguement dans le lobe occipital est en contact immédiat avec les os de la voûte et peut, à priori, être intéressé dans les traumatismes violents de la région. S'il ne peut plus servir à l'élaboration des impressions, on dira qu'il y *aura amaurose centrale*.

Nous n'osons supprimer complètement la vieille étiquette d'amauroses réflexes, dont il faudra, du reste, parler. D'ailleurs, sous ce titre, on comprend souvent des amblyopies d'origine très diverse, mais qui ont ce caractère particulier de ne s'accompagner d'aucune lésion révélatrice.

Nous étudierons successivement chacun de ces types d'amauroses traumatiques.

CHAPITRE I

Amauroses de réception

Il s'agit ici de lésions profondes du globe oculaire
lui-même appréciables à l'examen ophtalmoscopique,
mais qui échappent fatalement à une observation superficielle. C'est ce qui nous explique qu'elles aient passé si
longtemps inaperçues. Il n'est pas étonnant dès lors
qu'avant l'invention de l'instrument d'Helmholtz on ait
rapporté souvent l'amblyopie traumatique à une action
réflexe obscure au lieu de chercher dans une altération
banale de l'organe la cause suffisante des accidents. Ces
lésions oculaires existent, nous le démontrerons. Il ressort
nettement des observations citées qu'elles succèdent bien
aux traumatismes crâniens quelsqu'ils soient. Il nous est
donc permis de conclure qu'il faut compter avec ces
amauroses, et qu'elles revendiquent pour elles nombre
de cas où il n'est pas besoin de chercher si loin un mécanisme hypothétique. Nous oserons même dire que c'est
peut-être là le processus le plus fréquent.

Que si l'on cherche à se rendre compte de leur mécanisme les théories ne manquent pas. Dans un brusque

R. DAMOND.	2

déplacement imprimé au bloc crânien le sphéroïde oculaire se trouve violemment secoué. Lorsqu'il s'agit d'un organe aussi délicat, composé de membranes si riches en vaisseaux et en nerfs, disposées en système enveloppant autour d'un milieu liquide à une certaine tension, on n'a pas de peine à concevoir que cette action traumatique ne puisse aller sans des troubles circulatoires, des hémorrhagies, des déplacements d'appareils flottants et mal fixés, des congestions aiguës dégénérant en inflammations chroniques. Mais tel n'est probablement pas le mode de production le plus ordinaire. Il faut encore soupçonner une contusion directe de l'œil lui-même dans les traumatismes peri-orbitaires.

Comment en effet préciser le point d'application de la violence, les anamnestiques faisant défaut ? Il est difficile de faire dire au malade où, au juste, a porté le corps coutoudant. D'autre part si l'on réfléchit à la proximité du globe, à son refoulement dans les plans profonds orbitaires qui lui évite toute compression durable, partant à l'absence de toute ecchymose caractéristique ou signe extérieur de contusion, on se dira peut-être que la participation directe de l'œil au traumatisme est loin d'être rare.

Tel serait le mécanisme général de ces amauroses de réception. Quand aux lésions produites elles sont banales; nous avons voulu seulement attirer l'attention sur le rapprochement particulier qu'il faut faire entre un traumatisme crânien en général et une affection consécutive de l'œil qui en subit le contre-coup. Citons au hasard parmi les conséquences des traumatismes des hémorrhagies, des ruptures de la choroïde, des décollements de la rétine, des inflammations du vitré, des rétinites, des choro-rétinites, des irido-choroïdites, même des cataractes traumatiques dites indirectes (Yvert, *Traumatisme de l'œil*). Signalons une parésie de l'accommodation observée par Berlin prise peut-être avant lui pour une amblyopie essentielle et qui serait due à une infiltration hémorrhagique du corps ciliaire. Cette hémorrhagie à noyaux disséminés permettrait la contraction du muscle en certains points, le gênerait pour d'autres et aurait pour conséquence en définitive un astigmatisme irrégulier.

A l'appui de sa théorie attribuant l'amaurose traumatique à un ébranlement des membranes du globe Kœnig (1) cite dans sa thèse les observations suivantes.

OBSERVATION I

Corpuscules flottants du corps vitré gauche.
Hyalite chronique.

G... 25 ans, musicien a reçu un coup il y a 6 mois sur la région sous-orbitaire. Ecchymose. 15 jours après il ressent dans l'œil comme un choc, la vue baisse peu à peu. Rien d'apparent à l'extérieur. OEil de consistance moyenne. Ne peut lire de l'œil gauche le numéro 20 de l'échelle Jaeger. Ne reconnaît pas la montre. Pupilles paresseuses. Il semble au malade voir de petits corps monter et descendre quand il imprime un mouvement à ses yeux. Avec le miroir seul nous constatons des corps flottants dans le corps vitré gauche. Atrophie de la papille à droi

(1) Kœnig. Th. Paris.

OBSERVATION II

*Hyalite traumatique à droite. Décollement traumatique de
la partie supérieure de la rétine droite.*

M... 25 ans, forgeron, reçoit sur la partie interne de l'arcade
sourcilière un morceau d'acier. Vision immédiatement troublée.
Près de la racine du nez, plaie contuse horizontale en voie de
cicatrisation. La vision de l'œil droit est mauvaise. Le malade
distingue à peine les objets placés à sa droite. Vision de face
abolie. Conjonctive scléroticale injectée dans son tiers interne.
À l'ophtalmoscope cristallin transparent, trouble considérable
de l'humeur vitrée. Dans son intérieur, plusieurs petites masses
de volume variable, noirâtres se portant par les mouvements
dans toutes les directions. Le trouble du vitré est tel qu'on ne
peut apercevoir les membranes profondes. Si l'on regarde à
l'ophtalmoscope l'œil en face, il paraît divisé en deux portions,
l'une inférieure à teinte rosée normale, l'autre supérieure opaque
et flottante. On conclut au décollement de la partie supérieure
de la rétine droite.

OBSERVATION III

Hémorrhagie traumatique de la choroïde.

M. B... 21 ans, étudiant en médecine, est conduit à ma clinique par un de ses camarades. — 16 jours avant on lui a lancé
de la hauteur d'un premier étage un bouchon de carafe qui a
atteint la partie inférieure de l'orbite gauche.

Le blessé n'attachant qu'une médiocre importance à cet accident se contenta d'appliquer sur les paupières des topiques résolutifs. Tandis que l'œil droit lit les caractères d'imprimerie les plus fins, l'œil gauche reconnaît à peine les lettres numéro 19 de l'échelie Jaeger. Toute la moitié externe de la conjonctive oculaire gauche offre une ecchymose rouge violette. La cornée est saine. Je diagnostique à l'ophtalmoscope une hémorrhagie de la choroïde.

En fin de compte, nous ne croyons pas beaucoup à la propagation de l'ébranlement osseux jusqu'au globe qui deviendrait ainsi le siége de lésions par contre-coup. Dans la plupart des cas, il faut admettre une contusion directe du sphéroïde oculaire.

CHAPITRE II

Amauroses de conduction intra-orbitaires

Il peut arriver que dans son trajet intra-orbitaire le nerf optique subisse l'action directe ou indirecte du traumatisme. Situé au fond d'une cavité béante en avant il est exposé aux violences qui viennent de cette direction et contre lesquelles le globe le protège imparfaitement. On remarquera en effet que la coque oculaire n'occupe que le centre du grand cercle orbitaire et que les rayons des deux circonférences sont entre eux comme 2 et 3. Reste donc entre l'œil et le pourtour osseux de la base de l'orbite un espace comblé par un tissu mou, graisseux, dépressible par lequel on peut espérer pénétrer dans l'arrière fond de la loge sans blesser dans le parcours ni l'organe de la vision, ni sa cavité de réception. Le nerf optique seul et le faisceau vasculo-nerveux que l'accompagnement pourront être intéressés. Ce n'est pas tout. Il faut admettre encore des lésions indirectes et secondaires du nerf optique par altération primitive des tissus et organes de la régions (Fracture des parois d'orbite, hématome traumatique, phlegmon, anévrysmes).

Nous n'avons pas l'intention de faire l'étude de chacun de ces processus qui ne constituent en somme que des cas particuliers, et qu'on ne retrouve pas toujours les mêmes.

Il nous suffira d'insister sur ce point que le nerf optique peut être touché dans son trajet intra-orbitaire, que l'amaurose en résulte. Nous tenterons aussi de montrer le mécanisme le plus habituel.

On sait maintenant qu'il faut rapporter à une piqûre ou section du nerf optique ces fameuses amauroses suite de légères piqûres ou coupures des tissus péri-orbitaires. Nous en citons plusieurs observations en les ramenant à à leur véritable étiologie jusque-là méconnue. Que si l'on s'étonne de voir venir si tardive une explication si simple, il faut se souvenir qu'à moins d'observation attentive, on peut se laisser tromper par la bénignité apparente d'une petite plaie, à peine visible, en séton, sans épanchement sanguin et dont il est difficile d'évaluer la profondeur. Faites-vous les yeux fermés une piqûre dans le bras avec une aiguille, retirez brusquement l'aiguille, et d'après le seul examen de la plaie il vous sera sans doute impossible de soupçonner même approximativement la profondeur de la pénétration de l'instrument. Il ne faut pas oublier non plus que le sillon orbito-palpébral par où les corps piquants abordent la région dans les traumatismes de cette nature est éminemment dépressible et que la distance qui sépare la surface cutanée du point vulnérable du nerf est diminuée d'autant. Faut-il des preuves expérimentales ? Nous avons pu sans peine piquer le nerf optique à l'aide d'une lame de fleuret à pointe affilée, dirigée de haut en bas et d'avant en arrière dans le sillon orbito-palpétral. Il n'y a même pas jusqu'à la convergence des quatre pans orbitaires vers le pôle optique qui ne dirige la lame vers l'axe occupé par le conducteur nerveux. Il n'y a pas à chercher dans ces piqûres profondes des lésions concomitantes des vaisseaux ou des nerfs voisins qui en raison de leur petit calibre échappent facilement tandis que le cordon optique est presque fatalement intéressé.

Tel est le mécanisme le plus fréquent des amauroses intra-orbitaires. Il nous faut bien aussi énumérer d'autres modes de productions possibles, hypothétiques et rationnels plutôt que prouvés et réels. Mais il ne répugne point d'admettre qu'à la suite d'un hématome, d'un anévrisme diffus, d'un corps étranger de l'orbite, le nerf optique gêné à la longue par la compression d'un exsudat ou d'un hôte incommode puisse réagir par un travail inflammatoire chronique susceptible d'aboutir à la névrite descendante et à l'atrophie de la papille. Pourquoi même les troubles circulatoires intimes résultant d'un changement brusque dans les relations anatomiques du conducteur nerveux n'amèneraient-ils pas un œdème consécutif, une cécité complète et définitive ? Dans cette voie d'interprétations il ne faudrait peut-être pas aller trop loin mais plutôt que d'en venir à une amaurose réflexe nous préférons admettre comme dans le cas de M. John le détachement d'un caillot sanguin immigré d'une plaie sous-cutanée dans le fond de l'orbite et agissant sur le nerf de la vision.

OBSERVATION 1

Annales d'oculistique, 1891, page 430.

M. John de Hartford a vu un cas d'amaurose unilatérale suivre un traumatisme de l'orbite sans qu'il y ait eu fracture du trou optique. Un chirurgien des plus éminents avait pratiqué l'excision des nerfs supra-orbitaire et intra-orbitaire dans un cas de névralgie faciale sur une dame âgée de 75 ans et jouissant d'une bonne santé générale. L'hémorrhagie opératoire avait été plus considérable qu'à l'ordinaire. Le lendemain la malade ne pouvait pas voir de cet œil. La pupille dilatée presque au maximum ne réagissait pas à la lumière et le globe était tout à fait immobile. La tension était normale. A l'examen ophtalmoscopique, on constate que la rétine et la choroïde étaient congestionnés ; la mobilité du globe revint peu de jours après, mais l'amaurose complète persiste bien que 4 mois se soient écoulés depuis l'opération. La pupille a regagné les deux tiers de sa mobilité normale. Il est à croire qu'un caillot du sommet de l'orbite a produit ces phénomènes de paralysie et d'atrophie optique.

OBSERVATION II

Recueil d'ophtalmologie, 1884, p. 561.

Hermann Baas publie dans les *Klinische Monatsblœtter* l'observation d'un cultivateur qui se heurta l'œil gauche contre les dents d'une fourche et se fit une petite blessure linéaire et superficielle de la peau de la paupière supérieure gauche ainsi qu'une petite piqûre de la même région. Dix jours après, la cicatrice était si peu considérable qu'il fallait un examen attentif pour la découvrir. La plaie d'après le dire du blessé avait été très simple ; il n'y avait eu qu'une hémorrhagie insignifiante et une douleur de peu de durée. Au bout de 4 jours, perte de la vision de l'œil gauche. A l'examen ophtalmoscopique, le corps vitré est transparent, la papille normale. Mais aucune sensation lumineuse n'est perçue par l'œil gauche. Phosphènes absents. La pupille réagit quand on fait agir la lumière sur l'œil sain, au contraire en la dirigeant sur l'œil malade, le droit étant couvert, l'iris reste immobile.

R. DAMOND.

L'absence de tout symptôme objectif, la seule existence d'une amaurose absolue, rapprochée des circonstances étiologiques doit faire conclure à une interruption dans la continuité du conducteur optique, à une section pure et simple de ce nerf.

OBSERVATION III

Recueil d'ophtalmologie, 1884, p. 561.

Le nommé E... D... marchand, reçut le 4 novembre 1883, dans la salle d'escrime un coup de fleuret sur l'œil gauche. Il éprouva peu de douleur, mais fut instantanément privé de la vision. A l'examen pratiqué le 5, on constata amaurose complète. En examinant minutieusement, on découvrit une très petite cicatrice à la paupière inférieure, au niveau du rebord orbitaire. Sur le bulbe au même niveau, petite ecchymose. La pupille est moyennement dilatée, ne se contracte pas à la lumière. Le fond de l'œil est normal. Hirschberg admit une rupture des fibres du nerf optique, à au moins 15 millimètres en arrière de papille. — Le 21 novembre la papille est entièrement blanche. Cécité définitive.

OBSERVATION IV

Recueil d'ophtalmologie, 1885, juillet. — V. Vilmain. *Note sur un cas d'amaurose traumatique.*

Cécité totale et immédiate à la suite d'un coup de baguette à l'angle interne de l'œil. Deux mois après le malade s'étant présenté à ma clinique, on constata une papille entièrement blanche. Plus de trace de vaisseaux capillaires. Trace d'une hémorrhagie assez ancienne de la macule.

Le coup aurait déterminé ici deux sortes de lésions, une contusion du globe et une attrition du nerf optique. La contusion traduite par l'hémorrhagie locale péri-maculaire n'est pas suffisante pour expliquer une obnubilation complète du champ visuel. D'autre part, le nerf optique peut avoir été déchiré par le corps contondant lui-même ou bien des esquilles détachées d'un foyer d'attrition ont pu s'implanter dans son parenchyme et y déterminer une interruption de la conductibilité.

OBSERVATION V

Klinische Monatsblætter für...., 1883.

Coup de feu de l'œil droit. Atrophie du nerf optique avec bulbe intact. Amaurose absolue.

OBSERVATION VI

Ibidem. Coup de feu. Chevrotine pénétrant au niveau du grand angle de l'œil. Hémorrhagie abondante. Vomissements avec addition de sang. Amaurose avec atrophie du nerf optique. Probablement blessure du nerf (Vossius).

Il nous serait cependant difficile de dire si dans ces deux derniers cas il ne s'agit pas plutôt d'une fracture des parois du canal optique.

OBSERVATION VII

Annales d'oculistique, 1882, p. 69.

Atrophie du nerf optique suite de traumatisme. Etudiant. Coup de rapière boutonnée sur l'œil droit. Presque toute la moitié supérieure du champ visuel fait défaut de ce côté, un mois plus tard, décoloration du nerf optique commence.

OBSERVATION VIII

Homme de 22 ans. Blessure pénétrante du grand angle d'œil droit. Atrophie du nerf optique, sans modification des vaisseaux. Cécité absolue de ce côté, constatée au bout de 5 semaines.

OBSERVATION IX

Enf(ant de 5 ans. Pénétration d'un crochet obtus dans la paupière inférieure droite au niveau du rebord orbitaire. Milieux clairs après traumatisme. Rétrécissement concentrique du champ visuel. Atrophie du nerf optique constatée après 3 mois.

OBSERVATION X (Observation résumée)

Recueil d'ophtalmologie, 1875, page 5.
Observation de M. Ory, interne de Trélat.

Le 4 avril 1874, X... 18 ans tomba dans un escalier, le front porta sur un fragment de verre, ce qui détermina une plaie d'environ 2 centimètres à la partie externe de l'arcade sourcilière. Hémorrhagie abondante, mais vision intacte. Le 9 avril, du côté d'orbite on constata gonflement considérable avec œdème rouge bleuâtre et tendance au sphacéle. Hémorrhagie notable, fluctuation. Aspect normal du globe. Immobilité de pupille. La malade déclare ne plus voir de cet œil depuis le quatrième jour de l'accident. La cornée est transparente, mais

insensible. En somme phlegmon orbitaire que l'on ouvre large·
ment par une incision parallèle à bord inférieur d'orbite.

Le 15 mai, à l'examen ophtalmoscopique on trouve un aspect
louche, un peu tomenté des contours du fond d'œil. Cet aspect
est dû à lésion de nutrition de cornée reconnaissable à éclairage
oblique. Milieux de l'œil transparents. Atrophie papillaire limitée à droite de l'observateur par plaque blanche triangulaire.
Cessation des symptômes inflammatoires. Sortie du malade.

Peut-être, faut-il voir ici au lieu d'une fracture simple ou
esquilleuse du défilé orbito-crânien une compression du nerf
optique dans l'arrière fond de la loge orbitaire, compression
suivie d'une propagation du travail inflammatoire des tissus
environnants au nerf lui-même. Il est en tout cas possible d'affirmer que le phlegmon orbitaire a dû retentir sur les organes
délicats qu'il noyait dans le pus. N'avons-nous pas vu l'amaurose totale pendant la période inflammatoire, diminuer avec elle
pour être à peu près complète dans la suite, ce qui ne peut guère
s'expliquer que par une sclérose consécutive aboutissant ici à
une simple rétraction du tissu cellulaire et là à une névrite
chronique ?

OBSERVATION XI

Mackenzie. — (Traité des maladies des yeux)

Un jeune garçon de 7 ans eut la paupière supérieure trans-
percée juste au-dessus du bord palpébral. Le quatrième jour
après la blessure il y eut une paralysie complète de troisième
paire. La paralysie disparut, mais il y eut atrophie du nerf
optique. (Section du nerf optique et compression momentanée
des nerfs moteurs par épanchement sanguin).

S. Snell. (*Soc. d'ophtalmologie*), 8 mars 1888.

OBSERVATION XII

*Observations de section du nerf optique dans l'orbite
par coups de feu*

MACKENZIE. — *Traité des maladies [des yeux.* — On a
recueilli beaucoup de faits dans lesquels une balle passe d'une
tempe à l'autre à travers les deux orbites.

Heister en a publié un cas. La personne guérit, seulement
elle perdit la vue au moment de la blessure et resta aveugle
pour toujours. L'entrée et la sortie de la balle se trouvaient
situées de chaque côté juste au niveau de l'angle que l'apophyse zygomatique fait avec l'apophyse de l'os malaire. La
balle avait dû traverser la partie postérieure de chaque orbite
divisant probablement le nerf optique, les nerfs et les muscles
de l'œil sans atteindre ni cet organe, ni le cerveau. Les yeux
étaient parfaitement transparents et sans inflammation, mais
immobilisés et complètement amaurotiques.

OBSERVATION XIII

On cite souvent, d'après Valleriola, le cas d'un soldat dont la
tête fut traversée d'une tempe à l'autre, par une balle qui, en
entrant par une tempe à gauche vint sortir un peu plus haut à
droite. Il survint des symptômes apoplectiques dont il guérit,
mais il resta aveugle et sourd.

OBSERVATION XIV

Clinique ophtalmologique de Lyon

Marc C... 18 ans, teinturier, ne voit absolument rien de
l'œil gauche. Il raconte qu'il y a vingt jours, en ouvrant son

parapluie il fut frappé à l'œil gauche par le bout arrondi d'une des baleines qui pénétra sous la paupière supérieure. Il recueillit quelques gouttes de sang sur son mouchoir et s'aperçut que son œil gauche n'y voyait plus rien. Un pharmacien consulté immédiatement, appliqua sur l'œil une compresse d'eau de rose; ce pharmacien interrogé, dit avoir vu sur l'œil gauche du malade, en-dessus de la cornée, sur la sclérotique, une plaque rouge sans écoulement de sang. Aucune douleur après le traumatisme, si ce n'est au moment même du coup. Le lendemain, une raie noirâtre se voyait sur la paupière supérieure, au-dessous des sourcils. A son arrivée, le malade est examiné soigneusement. L'œil paraît absolument normal. Pas de traces de lésion, ni sur les paupières, ni sur la cornée ou la sclérotique. L'examen ophtalmologique ne révèle rien, si ce n'est un peu de blancheur de la papille. Les milieux sont parfaitement transparents. Pas de trace d'hémorrhagie. Aucune simulation. Plus tard, à un examen ophtalmoscopique attentif de la papille gauche, on la trouve très blanche. Les veines sont grosses relativement aux artères.

Il s'agit ici sans aucun doute de la contusion directe du nerf optique par la baleine du parapluie pénétrant par effraction jusqu'au pôle postérieur du globe oculaire.

CHAPITRE III

Amauroses de conduction par lésion intra-canaliculaire du nerf optique

§ I. — Anatomie pathologique des fractures du trou optique. — Étiologie. — Pathogénie. — Types principaux.

Fréquence. — Les fractures du trou optique sont rares. Il ne faudrait pas les soupçonner souvent. Il y a à cela deux raisons : D'abord le tunnel orbito-crânien est assez profondément situé pour n'avoir guère à craindre une propagation jusqu'à lui d'une fracture de la périphérie de la base. De plus il ne constitue en somme qu'un point pour ainsi dire mathématique tandis qu'à côté de lui des solutions de continuité étendues comme la fente sphénoïdale tracent la voie au trait fracturaire. Ce n'est point qu'on n'observe guère de lésions traumatiques de la voûte orbitaire: Berlin, Holder ont signalé la participation fréquente de cette région mal soutenue à toutes les fractures de la base (90 0/0 environ).

Ces fractures du trou optique paraissent *à priori*

échapper à toute description. Il semble qu'il dût y en avoir autant de variétés que de lignes possibles à tracer de ce point pris comme centre à tous les points de la périphérie de la base. Après des discussions sans nombre on sait maintenant que la direction et la localisation des fractures du crâne obéissent à certaines lois; leurs irradiations sont commandées par des dispositions anatomiques. Des types d'élection ont été signalés, il est permis même quelquefois en clinique de faire le diagnostic du siège de la lésion. Nous nous trouverons donc singulièrement à l'aise pour cette description, nous ne ferons que serrer cette étude de plus près et la reprendre à notre point de vue spécial.

Nous étudierons successivement les fractures directes et les fractures par contre-coup, les premières siégeant au point frappé, les secondes à distance.

Les fractures directes de la base peuvent être divisées en fractures de l'étage antérieur, de l'étage moyen, et postérieur. Nous commencerons par celles de l'étage antérieur qui, nous intéressent particulièrement, et donnant même à cette dénomination la plus large extention possible on pourra y comprendre les fractures de tout le système osseux orbitaire.

Le pourtour osseux qui forme la base de la pyramide orbitaire est particulièrement exposé aux traumatismes, mais il résiste inégalement dans tous ses points. Le bord interne protégé par la racine du nez fait partie d'un massif léger, peu épais, composé d'os petits, nombreux, l'éthmoïde, l'unguis, l'os planum. Tout cet appareil est merveilleusement compliqué pour la fonction, mal pour la résistance. Un choc violent déterminera bien un effondrement, un écrasement local, mais la force s'épuisera dans ce tassement sans produire d'irradiation fissuraire lointaine par faute de parties solides qu'elle puisse disjoindre péniblement. Nous ne nions pas, il faut bien le dire, qu'un corps acéré, piquant, pénétrant dans l'orbite et lésant sa paroi interne ne puisse soulever des esquilles dans la profondeur du canal optique. Mais nous ne parlons ici que des fractures irradiées, abstraction faite de toute lésion locale qui se produit nécessairement au niveau du point contus, que l'on peut observer partout, et qui ne prête à aucune considération spéciale. C'est aussi pour ce motif d'ailleurs que nous négligerons les fractures par coup de feu. Nous disons donc que du côté du bord interne le nerf optique n'a rien à craindre d'une propagation fracturaire.

La paroi inférieure de l'orbite bordée par une arcade compacte et solide résisterait mieux. Mais souvent le corps contondant porte un peu au dessous et défonce simplement le sinus maxillaire. De plus on voit quelquefois l'arcade complètement détachée du plan osseux postérieur, qu'elle limite en avant, flotter librement conservant de seules adhérences avec les parties molles (Obs. de M. Gayet).

On a observé cependant assez souvent des fractures de ce bord libre se prolongeant sur le plancher de l'orbite, Loverdos en consigne plusieurs faits dans sa thèse. Mais ici encore nous n'avons pas à craindre que le nerf optique soit intéressé. Le bord postérieur de la paroi orbitaire est interrompu par la large fente sphénoïdale qui lui consitue une certaine indépendance anatomique et pathologique. Là s'arrêtent les fractures qui, en cas de violence trop considérable prolongent leur route sur l'étage moyen.

Nous avons vainement cherché un seul cas d'amaurose à la suite de contusion sous-orbitaire. Il est bien question quelque part d'un bouchon qui partant avec force d'une bouteille de champagne et reçu sur la joue aurait déterminé une cécité incurable avec conservation de la transparence des milieux. Mais il est puéril de faire remarquer qu'une fracture est ici invraisemblable, l'hypothèse du réflexe gratuite et que seule une lésion des membranes profondes de l'œil rend suffisamment compte des faits.

Il est à prévoir que l'os malaire avec sa saillie externe sera souvent en cause dans les traumatismes. Là encore il faudra s'attendre à des effets tout locaux, à un véritable détachement de la masse osseuse. Il ne sera pas rare cependant de voir le trait s'étendre sur la face externe de l'orbite, pénétrer profondément, mais alors se perdre soit en bas sur l'étage moyen, soit gagner la voûte orbitaire et la fente sphénoïdale.

Reste enfin la paroi supérieure triangulaire, à sommet postérieur occupé par le trou optique, à base antérieure curviligne formée par l'arcade sourcilière, paroi mince légère, presque transparente dans sa région médiane, bordée de chaque côté par un système osseux résistant, la pièce orbito-sphénoïdale en dehors, la naso-éthmoïdale en dedans. Nous emprunterons à Félizet sa théorie sur le mode de résistance et la répartition des pressions dans les traumatismes crâniens.

Supposons un choc violent sur la région frontale. Grâce à l'élasticité des os il a pour effet l'aplatissement de leur courbe et l'allongement de leurs diamètres. Mais, par suite d'une architecture spéciale dans laquelle on voit les pièces de la base converger toutes vers le sommet et s'arcbouter solidement au même point en clef-de-voûte, le diamètre vertical, solidement fixé en haut et en bas par la base résiste à tout allongement. C'est le diamètre horizontal libre d'attaches puissantes avec les os voisins qui va céder, et fournir même le complément d'allongement qui manque. La courbe horizontale se déprime donc de plus en plus jusqu'à ce que, la limite d'élasticité étant dépassée, il se produise une fracture perpendiculaire au diamètre déformé et irradiée vers la base. Au niveau de la base la localisation du trait de fracture est commandée par une disposition dont Félizet a bien indiqué le rôle. D'après l'observation d'un grand nombre de pièces il a pu conclure que les solutions de continuité se cantonnaient obstinément dans certains départements osseux, la voûte orbitaire, la partie moyenne de l'étage moyen et les parties latérales de la conque occipitale, que d'autre part la grande aile du sphénoïde, le rocher étaient rarement intéressés. De plus il a remarqué que ces systèmes de renforcement rayonnaient d'un centre, l'apophyse basilaire, vers le pourtour de la base. Il est donc devenu évident que ces tiges rigides étaient destinées à supporter deux à deux les arcs osseux interceptés.

Appliquons ces données théoriques aux fractures de la voûte orbitaire. Une action violente exercée sur l'arcade sourcilière tendra à redresser sa courbe et à écarter les deux arcs-boutants latéraux éthmoïdo-nasal et orbito-sphénoïdal. Si la violence est trop considérable, les piliers se disjoignent, la voûte s'effondre et le traumatisme épuise ses derniers effets en agissant séparément sur chacun des tronçons disjoints. La fissure se poursuit donc plus loin que la solution de continuité périphérique correspondant à l'arc osseux contus, ce n'était là que l'amorce d'une fracture profonde, d'autant que le bourrelet épais ayant cédé, la lame papyracée qui lui fait suite n'oppose aucune résistance. Si l'on veut bien de plus considérer que le trou optique occupe à peu près l'un des angles du triangle curviligne supra-orbitaire, et qu'il siège justement au point de jonction des deux piliers, on conçoit facilement que le trait fissuraire ait de la tendance à s'irradier jusqu'à lui.

Tout ceci est de la théorie, et il ne nous suffira pas d'avoir démontré que les fractures du trou optique irradiées de l'étage antérieur sont possibles, logiques même. Il faut qu'en dehors même des questions de doctrine on ne puisse nier leur existence. Laissons parler les faits, ils nous fourniront les meilleures conclusions.

EXPÉRIMENTATION I

Crâne homme 30 ans. Carie du rocher de chaque côté, cavités mastoïdiennes béantes. Pressions verticales et transversales entre les mors d'un étau ne donnent rien, le rocher se laissant facilement écraser. Pressions longitudinales selon axe antéro-postérieur produisent fissure verticale sur le frontal gauche, fissure qui se réfléchit sur la voûte orbitaire et se perd dans la lame criblée. Un fort coup de marteau est ensuite appliqué sur l'arcade sourcilière droite près de l'apophyse orbitaire externe. Il en résulte une fissure horizontale sur voûte orbitaire, fissure qui se dirige vers le trou optique et s'y termine.

EXPERIMENTATION II

Crâne de femme 40 ans. Parties molles conservées. Deux chutes de un mètre sur le vertex. Fissure verticale du frontal sur la ligne médiane allant se perdre sur la lame criblée. De là lame criblée fissure aboutissant à trou optique droit.

EXPERIMENTATION III

Crâne homme 45 ans. Parties molles conservées. Trois coups de marteau légers sur moitié externe d'arcade sourcillière. Fracture irradiée de l'arcade à lame criblée et de lame criblée à trou optique du côté opposé. Pas d'esquilles.

EXPERIMENTATION IV

Crâne homme de 40 ans vigoureux. Os épais. Parties molles crâniennes conservées. Huit chutes de deux mètres de hauteur sur front sur pavé carrelé. Trait de fracture part d'arcade orbitaire droite, traverse voûte orbitaire du même côté, lame criblée, aboutit enfin à fracture esquilleuse du trou optique gauche.

EXPERIMENTATION V

Homme 60 ans. Crâne pourvu de parties molles. Cinq chutes de deux mètres de hauteur sur front. Fracture esquilleuse des deux voûtes orbitaires. Voûte droite complètement déformée, béante, fragments détachés. Trait de fracture remarquable qui de bord postérieur de lame criblée s'étend en ligne droite jusqu'au trou optique gauche. Lèvres de fractures légèrement écartées. Véritable sillon.

OBSERVATION VI (Th. Félizet).

Service de M. Ad. Richard (Beaujon, 1869)

Femme de 35 ans. Crâne assez mince. Chute du haut d'une chaise sur le sol. Choc sur la partie droite du front. Petite plaie à la racine des cheveux près de la ligne médiane. Fêlure simple capillaire descendant parallèlement à la ligne médiane jusqu'à l'arcade orbitaire qui est divisée au niveau du trou sus-orbitaire, le trait coupe d'avant en arrière l'étage antérieur à un centimètre en dehors de la lame criblée et se perd dans la partie la plus large de la fente sphénoïdale après avoir traversé le trou optique.

Retenons comme conclusion que les fractures de la voûte de l'orbite peuvent s'arrêter en chemin et ne pas dépasser l'arcade sourcilière (c'est le cas le plus fréquent).

Si le traumatisme continue son action, plusieurs irradiations sont possibles : la fente sphénoïdale par sa large béance fait un véritable appel qui sollicite l'extension des fractures jusqu'au niveau de ce point faible. Le trait peut se poursuivre de là sur l'étage moyen, ramper le long du bord du corps du sphénoïde et du rocher, traverser au contraire la selle turcique ou le trou optique et passer sur l'étage moyen du côté opposé. Dans ce premier type le trou optique circonscrit par la lésion n'est pourtant pas souvent intéressé.

Dans un deuxième type la fissure se dirige directement vers le trou optique, passe dans la fente sphénoïdale du même côté, ou à travers le sinus sphénoïdal suit alors la même voie que précédemment.

Il n'est pas rare enfin de voir dans un troisième type l'irradiation fissuraire traverser sans s'y arrêter la lame criblée et de là aboutir au trou optique du même côté ou du côté opposé.

On a le choix entre ces diverses voies. Nous ne saurions dire quelles sont les plus fréquemment suivies. Qu'importe du reste? Toujours est-il que le sommet du cône orbitaire est au point d'embranchement de trois lignes venues de l'horizon antérieur et suivant lesquelles des déchirures peuvent s'étendre jusqu'à lui.

Est-il mieux protégé sur les régions latérales? Moins directement accessible il peut cependant être envahi. Félizet décrit plusieurs types de fractures de l'étage moyen propagées à l'étage antérieur. Nous ne rappellerons que celles qui nous intéressent.

I. — Fractures suivant le bord antérieur du rocher, empiétant légèrement sur le corps du sphénoïde, cotoyant sa partie médiane, susceptibles d'intéresser plus loin le trou optique, s'arrêtant souvent sur la lame criblée ou le plafond de l'orbite.

II. — Partant toujours du bord antérieur du rocher, divisant maintenant le trou ovale, le trou grand rond, ces fractures aboutissent enfin à la grande fente sphénoidale. Alors prolongement possible soit sur la voûte orbitaire, soit sur le trou optique du même côté, soit sur le trou optique du côté opposé après division du chiasma. Le type le plus fréquent, que nous avons reproduit plusieurs fois est celui dans lequel le trait contourne le corps du sphénoïde, partage la fente sphénoïdale et se perd enfin dans le trou optique.

EXPERIMENTATION I

Crâne de femme 76 ans, pris dans l'étau d'abord selon son axe vertical de la base du crâne au bregma, puis selon son diamètre antéro-postérieur, laissé ensuite tomber plusieurs fois de hauteur d'homme sur le pavé carrelé. Après plusieurs de ces traumatismes jugés à peu près suffisants pour produire une fracture on scie la calotte crânienne, et on met la surface osseuse à découvert. On trouve une fracture de l'étage moyen intéressant le bord antérieur du rocher aboutissant à la fente sphénoïdale et de là se propageant sur la voûte orbitaire.

EXPERIMENTATION II

Crâne femme 40 ans. Seize chutes du crâne sur le pavé de 0ᵐ,50 de haut. Quatre chutes de 1ᵐ,50. On scie la calotte. Rien sur les voûtes orbitaires. Fissure verticale qui descend vers l'étage moyen gauche, longe le bord antérieur du rocher, fracture les apophyses clinoïdes postérieures qui flottent détachées. Fracture transversale de la selle turcique. Le trait s'irradie sur l'étage moyen du côté opposé et longe le bord antérieur du rocher opposé.

EXPERIMENTATION III

Crâne femme 45 ans. Résection préalable du maxillaire supérieur. Fracassement de la voûte. Fissure verticale propagée à l'étage moyen suivant le rocher, traversant l'apophyse basilaire et se perdant du côté opposé. Rien sur voûte orbitaire ni trou optique.

R. DAMOND.

5

EXPERIMENTATION IV

Jeune homme, 20 ans. Crâne pourvu de ses parties molles. cinq chutes de 2 mètres de hauteur sur front. La calotte se scie difficilement, et on reconnaît alors que le cerveau a déjà été enlevé, le cuir chevelu suturé, et la forme de la tête conservée par une masse de chiffons remplissant la boîte crânienne. A l'examen externe nous reconnaissons des caillots de sang dans l'oreille gauche, une vaste ecchymose dans les régions mastoïdienne et temporale du même côté. Enfin en examinant le crâne on trouve une fracture esquilleuse limitée à l'obélion. Un trait de fracture unique en part longeant le bord antérieur du rocher, passant par le milieu de la selle turcique, coupant la voûte orbitaire au niveau du trou optique gauche.

Nous ignorons le mode de production de cette fracture, mais nous croyons que nos traumatismes expérimentaux n'y sont pour rien et que c'est bien là la fracture qui a déterminé la mort. Voilà donc bien une véritable nécropsie instructive.

Les fractures du trou optique irradiées de l'étage postérieur sont à trop grand délabrement pour mériter une description. Cependant nous en citerons plusieurs observations pour prouver d'abord que les solutions de continuité du trou optique existent bien, ensuite pour nous éclairer encore sur les voies préférées de propagation des fissures dans la base du crâne

Vilhelm Greder dans ses recherches expérimentales sur les fractures du crâne publiées dans le *Deutsche zeitschrift für Chirurgie*, vol. 21. p. 490, produit 10 fractures intéressant le trou optique. Elles correspondent d'ailleurs aux divers types connus.

D'autre part, nous avons eu la curiosité d'examiner à ce point de vue la belle collection de crânes du Laboratoire de médecine légale de Lyon. Voici les résultats de cet examen : sur vingt fractures environ nous en avons trouvé huit du canal optique.

Il est vrai qu'il s'agit ici de grands traumatismes, précipitation de lieux élevés, coups de feu, chute de corps très pesants. On remarquera cependant que dans la description à grandes lignes que nous allons en donner, nous n'avons noté que la direction générale des gros traits de fracture distributeurs et que nous avons négligé les ramifications secondaires. Or, le trou optique se trouve justement sur le trajet de ces crevasses profondes effets immédiats du traumatisme.

OBSERVATION I

R..., chute de 2 mètres de hauteur. Pas de blessure apparente sur le cuir chevelu (Lyon, 1889, Dr Coutagne). Du côté gauche fracture verticale qui longe bord postérieur du pilier orbito-sphénoïdal, coupe la grande aile du sphénoïde, la paroi inféro-externe du trou optique, la selle turcique et vient se perdre dans fente sphénoïdale du côté opposé.

OBSERVATION II

Fractures multiples du crâne par chute d'un lieu élevé. Fracture esquilleuse de la voûte du côté gauche à l'union de la base : sept à huit fragments. Irradiation fissuraire unique sur voûte. Rocher respecté. Trait de fracture se dirige vers trou occipital. Grande aile du sphénoïde complètement brisée. Apophyse d'Ingrassias détachée et perdue. Fissure rampe sur paroi interne et inférieure du trou optique gauche, monte vers lame criblée, redescend, aborde paroi inférieure du trou optique droit, sectionne sa paroi externe et se perd dans fente sphénoïdale.

OBSERVATION III

Vieille femme. Fracture du crâne par instrument contondant (bêche ou trident). Fracture esquilleuse du vertex. Trait vertical coupant racine postérieure d'apophyse zygomatique, le bord postérieur de cavité glénoïde, le bord antérieur du rocher rampe sur face latérale de selle turcique, détache à sa base le petit pont osseux qui forme paroi externe du trou optique, coupe face inférieure du trou, parcourt enfin la voûte orbitaire du côté interne jusqu'à lame criblée.

OBSERVATION IV

Fractures multiples du crâne par corps contondant: Sur côté droit de voûte deux fissures l'une verticale, l'autre horizontale se réunissant vers fontanelle obélique. De là, fracture de l'étage moyen qui va rejoindre fente sphénoïdale. Trait se poursuit sous trou optique droit sans l'entamer, passe en avant de selle turcique. Fracture esquilleuse de paroi du trou optique gauche Apophyse d'Ingrassias gauche détachée dans assez grande étendue. Fissure se perd sur voûte.

OBSERVATION V

V..., suicide par coup de revolver au niveau d'obélion. Orifice de sortie symétrique. Destruction complète de la pointe des deux cônes orbitaires.

OBSERVATION VI

L..., 70 ans. Assassinat. Fracture esquilleuse de l'occiput derrière l'apophyse mastoïde gauche. Fissure en avant et en arrière du rocher et une transversale du rocher gauche. Fissure postérieure entame selle turcique, fracasse paroi interne du trou optique et va rejoindre la lame criblée.

OBSERVATION VII

Autopsie du nommé M... Frature du crâne par chute d'un lieu élevé.

Esquilles sur la voûte latérale droite, puis vers l'obélion. Fracture transversale de l'étage moyen selon la grande aile du sphénoïde. Trait aboutit à la partie interne de la fente sphénoïdale se poursuit sur voûte d'orbite ; se coude transversalement, traverse lame criblée, se prolonge sur voûte orbitaire du côté opposé. La petite aile du sphénoïde est complètement détachée par trait transversal qui aboutit à trou optique.

Que devons-nous penser des fractures par contre-coup comme cause prochaine de l'amblyopie traumatique ? Une simple fissure entamant une des parois orbitaires, sous dure-mérienne, sans désordres étendus, une esquille, mince, tranchante, pointue contusionnant, piquant le nerf optique. Voilà qui tente l'esprit et qui paraît bien vraisemblable. Nous devons avouer que nous aussi avons entrepris cette étude avec l'espoir de retrouver ce type fracturaire fréquent qui rendrait si bien compte des symptômes observés. Mais il faut bien se rendre aux raisons suivantes :

Les fractures par contre-coup sont rares. Malafosse (Th. de Lyon, 1890), qui a rappelé le ban et l'arrière-ban des faits connus n'a pu en réunir que dix-huit observations.

Lorsqu'elles existent, ces fractures n'affectent pas le type linéaire. Ce sont des défoncements ou des soulèvements en cône des os broyés en esquilles avec fissures étendues négligeables devant le traumatisme local. Nous avons réussi une fois seulement à produire une fracture par contre-coup mais à l'aide d'un procédé tout factice qui ne se retrouve pas dans l'étiologie commune.

EXPÉRIMENTATION

Un crâne de femme 40 ans, dépouillé de ses parties molles est pris dans son diamètre occipito-frontal dans les branches d'un fort étau. Compression lente et progressive. Premier craquement accompagné d'une fissure occipitale peu étendue. Peu après, deuxième craquement. On voit alors esquille triangulaire de un centimètre environ à sommet postérieur effleurant le bord postérieur de voûte orbitaire au niveau de trou optique. Pas de déplacement ou de chevauchement. Fragment resté en place. Circonscrit par trois légères fissures. Dure-mère rompue à leur niveau.

Cependant, Berlin a trouvé, sur 88 fractures du crâne, 54 fractures de l'orbite, et parmi celles-ci 20 d'indirectes (chute sur la tête 11 fois, l'écrasement 1 fois, coup de feu dans le front 1 fois). Cette proportion paraîtra sans doute un peu forcée. Tout le monde sait que les fractures indirectes sont peu fréquentes pour le crâne, elles ont été niées pendant longtemps, Félizet, Dolbeau les rayent de l'anatomie pathologique, et il n'a fallu rien moins que quelques fait exceptionnels bien observés pour entraîner une conviction tardive. Quant à nous qui ne pouvons juger que d'après ce que avons vu, nous dirons simplement qu'il ne nous a pas été possible de réaliser ce tour de force expérimental. Qu'on n'allègue pas, pour expliquer, les fractures par contre-coup, l'intensité du traumatisme. Il y a, à ce point de vue, dans le Musée de médecine légale de Lyon une pièce bien instructive ; il s'agit d'un homme tombé d'une grande hauteur sur la tête. L'occiput était littéralement effondré. On n'avait pu en redresser les esquilles, et cette partie de la voûte offrait, sur la pièce préparée, l'aspect d'une véritable mosaïque. En dehors de ce brisement local rien. Les voûtes orbitaires étaient parfaitement saines. Rappelons enfin les autres observations anatomo-pathologiques empruntées au même laboratoire et où nous n'avons jamais observé une fracture de l'orbite qui ne fût la propagation d'une solution de continuité de la périphérie de la base. Il s'agit pourtant toujours de traumatismes considérables.

Que si nous voulons serrer de plus près l'anatomie pathologique des fractures du trou optique, nous pourrons encore dire qu'elles affectent plus particulièrement le type fissuraire. Le type esquilleux semblerait plus rare. Le trait siégerait assez souvent sur la paroi supérieure, puis sur l'inféro-externe, enfin sur la paroi interne. Pas de déplacement des fragments. Berlin décrit un type qu'il a rencontré plusieurs fois : un trait antéro-postérieur courant sur le milieu de la selle turcique, se divisant au niveau du trou optique en deux branches, l'une sur la paroi interne, l'autre sur la paroi supérieure du canal.

Conclusions de l'étude anatomo-pathologique.

Il ressort donc nettement de nos expérimentations qu'il existe bien des fractures intéressant les parois du canal optique. Autant qu'il nous est permis de généraliser d'après un nombre relativement restreint d'expériences et en faisant de prudentes réserves sur l'analogie plus ou moins éloignée des circonstances étiologiques et des modes de production, nous dirons : ces fractures correspondent à deux types généraux invariablement les mêmes malgré la diversité des procédés expérimentaux employés. Les unes, irradiées de l'arcade sourcilière à travers la voûte orbitaire jusqu'au canal optique, succédant à des traumatismes frontaux relativement légers, faciles à produire, avec tendance directrice vers un des trous voisins, lame criblée, trou optique, fente sphénoïdale, qui constituent pour elles de véritables centres d'attraction (Félizet) ; fractures à type fissuraire, linéaire, sans grand délabrement ni effondrement, détail qui a sa valeur, puisque le seul symptôme auquel de pareilles lésions pourront donner lieu dépendra justement de leur localisation au niveau d'un organe éminemment sensible qui en sera le réactif précieux. Les autres, partant d'un point plus éloigné, la périphérie de l'étage moyen, le plus habituellement d'étiologie différente, reconnaissant pour cause fréquente une chute sur le vertex ou un traumatisme crânien quelconque, à localisation bien définie, longeant le bord antérieur du rocher, se réfléchissant sur le corps du sphénoïde, qu'elles entament quelquefois, coupant les ponts osseux séparant les trous de la base, et se perdant enfin dans le canal optique. Il s'agit ici de fissures étendues, de délabrements considérables dans lesquels l'importance des parties atteintes, la fréquence des lésions secondaires, hémorrhagies, etc., l'intensité du traumatisme, l'épuisement, enfin, du choc qui vient mourir sur une fissure à peine appréciable, voilent la lésion cherchée et en font quelque chose de secondaire.

Les fameuses fractures par contre-coup, sur lesquelles

nous avions compté pour nous expliquer certaines amauroses, sans symptômes généraux, restent ce qu'elles
étaient, des curiosités pathologiques à mécanisme discuté,
à intérêt pratique nul au point de vue qui nous occupe.
Nous ne saurions pourtant les éliminer complètement de
notre étiologie des amauroses traumatiques, d'autant
qu'il en existe certains faits bien prouvés.

Amauroses de conduction par lésions intra-canaliculaires du nerf optique

(Suite)

§ II. — UNE FRACTURE DU CANAL OPTIQUE PEUT SEULE
EXPLIQUER UNE LÉSION TRAUMATIQUE INDIRECTE DU
NERF OPTIQUE.

Dans l'étroit canal osseux qu'il parcourt de la base du
crâne à l'orbite, le nerf optique peut subir diverses
altérations consécutives à un traumatisme périphérique.
La cause prochaine de ces lésions est presque toujours la
même : il s'agit, en règle générale, d'un ou plusieurs
traits de fractures irradiés dans les parois du canal ou
même d'un effondrement, d'une véritable démolition avec
esquilles flottantes, avec altération de la forme et de
l'architecture des parties. Nous ne discuterons pas encore
la question de savoir comment agit la fracture pour
amener dans le nerf les lésions trophiques que l'on sait.
Faut-il les attribuer à une compression immédiate ou

R. DAMOND.   6

momentanée du nerf par les surfaces osseuses fractu-
rées? S'agit-il d'hémorrhagie de déchirure des gaines,
ou du nerf lui-même, de contusion légère amenant une
détermination morbide sur un organe aussi sensible?

Cette question nous la soulèverons plus tard. Relevons
seulement ce fait important, qu'il n'y a guère qu'une
fracture du canal optique qui puisse rendre compte d'une
lésion traumatique du nerf optique dans son trajet intra-
canaliculaire.

Discussion. — On pourrait apporter quelques observations de névrite optique essentielle, relever facilement
dans les anamnestiques un traumatisme dont on ferait une
cause déterminante, et conclure à une névrite intra-canaliculaire sans fracture. Les interprétations ne manque-
raient pas. En voici une que nous ne citons que pour la
combattre. Elle répond au mécanisme que Duret a donné
de la commotion cérébrale. A la suite d'un choc, le
liquide céphalo-rachidien brusquement comprimé dans la
boîte crânienne tend à s'échapper plus au large dans des
cavités qu'il remplit incomplètement. C'est ainsi qu'il
reflue violemment dans les ventricules latéraux, et le
plancher du quatrième ventricule et cette action violente
ne va pas sans un ébranlement des noyaux gris sous-
jacents, d'où les symptômes bulbaires bien connus. Il faudrait maintenant admettre pour le nerf optique un brusque
afflux dans ses gaines qui produirait une contusion irri-
tative dégénérant plus tard en sclérose. Mais il suffit de
remarquer que le nerf optique n'est pas précisément situé
au niveau d'un confluent où il y ait chance de se produire
un afflux, que, d'autre part, si à la rigueur la gaine

arachnoïdienne est perméable, elle est peu fréquentée par les humeurs, qu'enfin il n'y a aucune analogie à établir entre un centre cellulaire nerveux délicat et un simple conducteur, l'un devant mieux résister que l'autre. Du reste a-t-on jamais vu l'ébranlement du plancher bulbaire amener la paralysie labio-glosso-laryngée, ce à quoi il faudrait bien venir si du côté du nerf optique des lésions inflammatoires chroniques pouvaient se produire par le même mécanisme.

Pourrait-on plus raisonnablement invoquer un ébranlement du nerf optique? C'est un peu se payer de mots, car l'on ne conçoit guère comment ce prétendu ébranlement porterait plutôt sur l'un des organes les plus solidement fixés de la base, alors qu'à côté la masse flottante cérébrale resterait indemne. Nous répéterons encore une fois que la commotion est probablement un trouble dynamique, peut-être un froissement moléculaire par définition même momentané, inconstant, qui n'a jamais dégénéré en inflammation chronique.

Il faut bien aussi discuter la théorie qui attribue la névrite optique intra-canaliculaire traumatique à une hémorrhagie pure et simple des gaines ou du parenchyme. Les mêmes arguments rationnels de tout à l'heure ne suffisent plus, il n'y a rien d'étrange à ce que du sang puisse s'infiltrer de proche en proche de l'orbite ou du crâne dans l'isthme orbito-crânien, et y déterminer une pression excentrique, y devenir le point de départ de lésions. D'autre part, il serait facile de s'expliquer la production d'une collection sanguine, indépendante d'une fracture du trou optique et due soit à une commotion simple avec ébranlement intense, soit à une fracture peu profonde de la voûte orbitaire ou du crâne. Il n'y a rien à signaler d'invraisemblable dans une pareille hypothèse, mais nous devons nous tenir sur le domaine des faits. Or une telle lésion n'a pas été décrite que nous sachions. Elle ne doit pas entrer en ligne de compte.

Eliminons pour les mêmes raisons et avec les mêmes égards les ruptures vasculaires produites in situ dans l'intérieur du canal optique. L'accolement dans un conduit resserré de l'artère ophtalmique et du nerf deviendrait à la rigueur une circonstance favorable à la production d'un raptus sanguin. Peut-être y a-t-il à chercher dans cette voie, en attendant les observations manquent. On pourrait rapporter à ce mécanisme, nombre d'atrophies traumatiques de la papille, à moins que le traumatisme n'ait été qu'un phénomène antérieur sans aucun rôle étiologique.

La théorie du tiraillement du nerf optique, outre qu'elle ne peut s'appliquer à tous les cas, nous propose un mécanisme compliqué, possible à réaliser peut-être, mais qui doit être bien rare en clinique. Elle suppose l'application de la violence sur le globe lui-même qui se dérobe, se porte du côté opposé, c'est-à-dire de la moindre résistance, à gauche si le choc vient de droite, en avant si le corps contondant pénétrant dans le sillon orbito-palpébral presse sur le pôle postérieur de l'œil. Dans le premier cas de choc latéral, le sphéroïde occulaire en se déplaçant subit un mouvement de rotation autour d'un axe vertical qui tend à enrouler autour de lui la portion de nerf attenante. D'où tiraillement du conducteur nerveux, déchirure possible, localisation préférée au niveau du trou optique qui sert de poulie de renvoi à la corde optique.

Tout ceci est ingénieux, mais prouve plus en faveur de l'auteur M. Denti que de sa théorie.

Amauroses de conduction intra-canaliculaires

(*suite*)

§ III. — COMMENT LA FRACTURE DU CANAL OPTIQUE DÉTERMINE L'AMAUROSE

Si nous nous demandons maintenant comment les troubles visuels peuvent résulter d'une fracture de la paroi supérieure du canal optique, il suffira de rappeler les notions anatomiques suivantes : « Dans la partie supérieure du canal optique, la gaine externe du nerf optique, continuation de la dure-mère, adhère au périoste. La gaine interne piale est attachée à la gaine durale et adhère à la paroi supérieure du canal. A la partie inférieure du canal, au contraire, la dure-mère est non seulement séparée du périoste, mais la pie-mère est séparée de la dure-mère par l'espace intra-vaginal. La solide réunion de l'os, du périoste, de la gaine durale et piale et du nerf à cette gaine rend impossible qu'une fracture de la paroi supérieure du canal se produise sans qu'elle retentisse sur le nerf lui-même. » (De Wecker et Landolt). La fracture du toit du canal optique ne pourrait donc aller sans une déchirure de la portion sous-jacente du nerf.

Berlin a fait de ces fractures une étude intéressante. Il relève les lésions suivantes sur le nerf lui-même : Il le trouve quelquefois déchiré complètement par les coups de feu, souvent simplement lésé. Une fois il s'agissait d'un épanchement sanguin interstitiel. Parmi 54 cas de fracture de l'orbite, 42 fois il y avait un épanchemeut sanguin dans les gaines. Dans la majorité des cas, le sang était disposé en forme de traînée, sous forme de flocons. Berlin termine enfin en disant qu'il n'a jamais rien trouvé dans les gaines lorsqu'il n'y avait pas fracture du canal optique.

Nous émettrons en terminant l'idée suivante : Supposons la fracture du canal optique la plus bénigne que vous voudrez, simple fissure sans retentissement sur les gaines ou sur le nerf. Tout est sain, ou du moins paraît tel. Nous croyons que l'ébranlement nécessaire à la production de la fracture n'a pu aller sans une contusion du conducteur nerveux qui sera fatalement condamné à dégénérer. Telle serait peut-être la clef de nombre d'atrophies papillaires dites essentielles dans les anamnestiques, desquelles on relève des traumatismes passés inaperçus.

Le syndrome amaurose et fracture du canal optique ou de l'orbite a pu être observé dans quelques cas. En voici plusieurs observations :

OBSERVATION I

Un soldat après avoir reçu une balle près de l'orbite au niveau de la tempe gauche, perdit complètement la vue de ce côté. L'autopsie faite quelques jours après, montre que le nerf

optique était directement comprimé par une lamelle osseuse.
(Obs. de Larrey père).

OBSERVATION II

Une fracture du pariétal avec enfoncement, nécessite la trépanation. Mort le cinquième jour. A l'autopsie, méningite, fracture de la base du crâne traversant le sphénoïde, déplacement des fragments qui compriment les deux nerfs optiques, immédiatement derrière l'orbite. (Art. Chauvel, *Dict. encycl.* p. 583.)

OBSERVATION III

Stephan, à la suite d'un coup de baïonnette contre l'os malaire droit, observe perte de la vision d'œil droit avec exophtalmos et ecchymose sous conjonctivale. Mort le quinzième jour par accidents cérébraux. A l'autopsie, perte de substance de toute l'épaisseur du tractus optique gauche immédiatement en arrière du chiasma. Au-dessus de la dure-mère, faisait saillie dans le territoire de l'aile droite du sphénoïde, une esquille aiguë qui appartenait à l'extrémité la plus reculée de la voûte orbitaire droite.

Art. de Chauvel, *Dict. encyclopédique*, p. 383.

OBSERVATION IV

Dumarquay : *Tumeurs de l'orbite*, 1860, p. 272. — Épanchement sanguin suite de fracture d'orbite. Je fus appelé près du docteur Benetti qui succomba à la suite d'une chute sur le pavé. Je diagnostiquais à première vue un épanchement dans l'orbite. L'autopsie vint malheureusement démontrer la sûreté de mon diagnostic. Il existait une fracture de l'orbite près du trou optique, l'artère et la veine ophtalmiques avaient été rompues, l'œil était repoussé en avant par un énorme caillot sanguin.

OBSERVATION V

Le 3 octobre, dit Jacobi, un homme reçut une poutre sur le côté droit de la tête, il en résulta une perte de connaissance, et des hémorrhagies par le nez, la bouche et l'œil gauche. Le lendemain tout symptôme avait disparu, mais l'œil droit était aveugle. Au onzième jour, le malade était faible, il avait une soif insatiable, mais il n'y avait pas de sucre dans les urines. L'ouïe, la sensibilité était normales. Le droit externe gauche était paralysé. L'œil droit pouvait reconnaître la main à un pied. L'examen de cet œil à l'ophtalmoscope, montre autour de la papille une grande quantité de plaques blanches et çà et là quelques petits épanchements sanguins. La mort eut lieu au dix-huitième jour. L'autopsie fit découvrir une fracture de la base du crâne, un épanchement sanguin sur la dure-mère, et 4 petites collections purulentes de la dure-mère.

Des deux côtés la fracture s'étendait jusque sur les parties latérales de la selle turcique allant d'autre part à gauche jusqu'à l'union de le portion pierreuse et de la portion squameuse du temporal.

Comme on le voit, il s'agit d'une fracture du rocher gauche passant par la selle turcique et se prolongeant jusque près du trou optique du côté opposé, ayant déterminé pendant la vie une paralysie du moteur oculaire externe gauche et une paralysie incomplète du nerf optique droit. A gauche le trait de fracture intéressait le sommet du rocher, d'où la lésion du nerf moteur oculaire externe. A droite, il atteignait le trou optique, d'où lésion du nerf correspondant.

(Obs. relatée par Michel Gangolphe, *Notes anatomo-pathologiques et cliniques sur diverses lésions du système osseux.* Lyon 1889.)

OBSERVATION VI

Klinische Monatsblœtter für Augenseilkünde, 1883,
page 284, par Vossius.

Chute au gymnase sur les tubérosités de l'ischion suivie d'une
amaurose presque complète du côté droit. Plus tard hémiparésie gauche. Résultat : Atrophie de l'œil droit avec rétablissement partiel de la vue, et rétablissement de l'hémiparésie.

M. R. 17 ans, élève de première classe à Allenstein, vint le
9 février 1883 à la visite. Le docteur professeur Jacobson trouva
à gauche $+$ 0,75 dioptrie. Acuité $= 1$, champ visuel, couleurs,
accomodation normaux et à droite acuité $= 0$. Le malade
croyait voir passer devant lui des ombres qui s'évanouissaient
aussitôt. De grandes feuilles coloriées lui parurent distinctes
et incolores. On recueille alors les renseignements suivants :

Le 7 février, au gymnase, R. est tombé de la hauteur de
1 mètre de la balançoire sur les tubérosités de l'ischion et aussi
d'après le récit de ses camarades, sur le dos, l'épaule, mais non
sur la tête; la chute ne lui a pas fait perdre les sens, quelques
minutes après il continuait ses exercices de gymnastique. Le
lendemain il remarqua, en s'éveillant, un nuage devant son œil
droit qui avait joui jusque-là d'une vision normale, et il ne
pouvait distinguer la croisée; trois jours après l'œil droit était
complètement amaurotique.

Etat actuel : 15 février, pupille de l'œil gauche très large,
ronde, sans réactions. Chambre de l'œil normale. L'examen
ophtalmologique montrait les milieux clairs et réfringents. La
papille paraissait normale.

16 février. — Après l'application d'un pansement compressif,
un moment le malade put voir l'auriculaire et le petit doigt.
Puis de nouveau obscurité complète. Injection de pilocarpine.

18 février. — Des objets placés devant l'œil gauche furent
perçus, mais pas distinctement. Pupille réagit.

R. Damond.

3 mars. — Coloration nacrée de la papille annonçant l'atrophie.

12 mars. — Le malade peut reconnaître les couleurs. Cécité complète pour le rouge et le vert. A partir de ce moment fatigue de la jambe gauche et du bras. Fourmillement et engourdissement. Pas de contracture. Le 23 novembre, l'acuité était 20/70. Les lettres isolées de l'échelle Jæger n° 2, pouvaient être lues. La partie nasale du champ visuel avait seule disparue.

En bas et en dehors se trouvait un gros scotôme. Les maux de tête n'existaient plus, l'hémiparésie gauche était tout à fait rétrogradée, la main gauche pouvait serrer normalement et la démarche n'était plus traînante.

Ici, malgré l'absence des symptômes cardinaux des fractures de la base, nous persistons bien à penser qu'il s'agit encore de fracture du trou optique. C'est justement là un de ces cas embarrassants dans lesquels il ne faut pas se laisser tromper par la bénignité apparente des symptômes, une fracture peut ne se révéler, ni par des vomissements, ni par des maux de tête, des hémorrhagiés par la bouche, le nez, les oreilles. L'amaurose existe seule, soudaine, à peu près complète, suivie de l'atrophie caractéristique. C'en est assez pour en venir à une hypothèse que confirme du reste l'apparition tardive d'une hémiplégie passagère.

OBSERVATION VII

Makenzie (Traité des maladies des yeux)
Observation anatomo-pathologique de fracture du trou optique gauche par corps contondant, pénétrant à la partie interne de l'orbite droit et déplaçant l'os planum, l'ethmoïde.

Un homme qui se trouvait à la tête d'un cheval tombé dans la rue, fut tout à coup frappé à la face par l'animal qui vint à se relever sans qu'il s'y attendit. Le coup fut si violent qu'il en fut renversé. Il y avait entre l'œil et le nez une plaie saignante d'environ un pouce de long, comprenant le canal lacrymal. Une sonde pénétrait à 3/4 de pouce dans la direction de paroi interne d'orbite. L'œil gauche était intact. Le droit n'y voyait plus, la pupille était dilatée et ne réagissait pas à la lumière. Aucun symptôme cérébral. Les jours suivants, délire, stupeur, convulsions, raideur de jambe gauche. Mort le cinquième jour après l'accident.

A l'autopsie on trouve le cerveau et ses membranes fortement injectés, dépôt purulent à la surface des hémisphères entre l'arachnoïde et la pie-mère. La face inférieure des lobes antérieurs, adhère à la dure-mère par de la lymphe coagulable. On voit que le nerf optique droit a été complètement déchiré en travers, ses deux bouts ne tiennent plus que par une membrane délicate qui les réunit au niveau du trou optique. Cette lésion a été produite par la fracture de la lame criblée de l'ethnoïde et de la portion du sphénoïde qui forme la voûte du trou optique.

Médical Gazette vol, XVII, London 1841.

Amauroses de conduction intracanaliculaires (*suite*)

§ IV. — SYMPTOMATOLOGIE DES AMAUROSES INTRA-CANALICULAIRES

Les auteurs ont cru jusqu'ici pouvoir tracer un tableau symptomatologique distinct permettant de reconnaître les amauroses intra-canaliculaires. Ils s'appliquent d'abord à diagnostiquer la fracture à l'aide de certains signes qui ont leur valeur mais dont il ne faut pas s'exagérer la portée. Faut-il dire même que la plupart de ces signes dérivent d'une conception toute théorique celle des désordres probables entraînés par le retentissement d'un déplacement osseux sur les parties molles avoisinantes, ou par exemple l'irradiation d'un trait de fracture à travers un organe important qui froissé et contus réagirait par des symptômes spéciaux et à lui propres. Il ne faudrait pourtant pas déduire *à priori* une histoire clinique des dispositions anatomiques. De plus la fracture serait-elle démontrée il ne suffit pas d'une amaurose concomitante pour nous faire penser qu'elle s'étend fatalement jusqu'au trou optique. Nous connaissons d'autres amauroses plus fréquentes. On voit que cette étude symptomatologique est moins simple qu'elle ne le paraît. Nous en tenterons pourtant un essai en nous fondant d'une part sur nos observations anatomo-pathologiques, d'autre part sur les nombreux faits cliniques cités plus loin et qui constituent à peu près dans la science tout le dossier des amauroses intra-canaliculaires.

Disons tout d'abord qu'une fracture du canal optique n'a peut-être pas de symptômes caractéristiques ? C'est-là que nous allons nous trouver en face des descriptions classiques où l'on accumule à plaisir des paralysies oculaires, des exophtalmies, des ecchymoses, des épistaxis de telle sorte qu'il semble qu'il fallût être aussi aveugle que le malade pour ne pas faire le diagnostic. Reprenons chacun de ces signes pour en examiner la valeur.

D'abord l'ecchymose sous-conjonctivale. Les livres disent bien qu'elle constitue avec l'écoulement de sang par l'oreille et l'épistaxis une triade symptomatique qui équivaut à une fracture du crâne. L'on sait cependant fort bien depuis la thèse de Le Bail qu'il faut en rabattre pour l'otorrhée sanguinolente ; l'épistaxis est un peu banale, l'ecchymose manquerait souvent ou pourrait se produire par un autre mécanisme. Pour ce qui est des fractures de l'orbite nous la voyons rarement signalée dans nos observations. Nous ne nions pas qu'elle existe et il est clair qu'une séparation violente d'une épaisse table osseuse en deux fragments séparés laissera après elles deux surfaces avivées qui pourront donner du sang. Mais il ne faut pas s'attendre à voir une véritable hémorrhagie succéder à une légère fissure du plafond de l'orbite, fissure à peine visible sans déchirure de la dure-mère ni déplacement.

De même pour l'exophtalmos qui reconnaîtrait la même cause.

Les paralysies oculaires ne seraient pas plus constantes. On en cite les observations et il y en a juste assez pour prouver qu'elles sont possibles. Cela n'étonnera pas si l'on se souvient que les fractures du sommet du cône orbitaire sont rarement esquilleuses et que seule la chute d'un fragment osseux venant comprimer et sectionner le faisceau nerveux sphénoïdal rendrait suffisamment compte de l'ophtalmoplégie complète ou incomplète. Et surtout il faut éviter de se prononcer trop tôt sur les paralysies oculaires passagères due à un épanchement sanguin retro-bulbaire.

L'anesthésie péri-orbitaire suite de contusion et broiement du nerf sus-orbitaire se comprendrait bien. Mais combien de fois l'avons-nous vue? Pourquoi serait-elle en tout cas symptomatique d'une fracture?

Le nerf olfactif peut être intéressé dans un écrasement de la lame criblée. Le fait est signalé.

Kœnig en désespoir de cause cherche dans les caractères de l'amaurose une base pour le diagnostic différentiel. Il la trouve toujours dans les fractures du trou optique, subite, définitive, absolue. Subite, elle l'est assez souvent, toujours dans les cas les mieux caractérisés. Mais si l'on rapporte comme nous à une contusion directe du nerf dans son canal osseux la plupart des atrophies papillaires progressives consécutives à des traumatismes même relativement légers, si l'on distrait ainsi de ce groupe obscur des atrophies essentielles nombre de cas douteux, alors il faudra bien convenir que la brutale apparition de l'amaurose n'est plus un caractère suffisant. Nous nous sommes du reste déjà suffisamment expliqué sur ce point. Il est admis que s'il est facile de concevoir une cécité subite à la suite d'un déchirement intra-parenchymateux du nerf optique il n'en coûtait pas plus de convenir qu'une fine fissure propagée jusqu'au trou optique pouvait y provoquer un léger épanchement sanguin, irriter même peut être dynamiquement le tissu nerveux, et devenir le signal d'une dégénérescence atrophique.

Il n'est pas vrai non plus que l'amaurose soit absolue. On a observé des cas ou certains faisceaux nerveux étaient seul lésés à l'exclusion des autres. On avait ainsi un rétrécissement du champ visuel ou plutôt sa répartition bizarre, diminution totale de l'acuité en un point, conservation dans tout le reste.

Nous avons successivement éliminé les signes inconstants parce qu'ils ne sont en somme que d'une utilité médiocre. Lorsqu'il s'agit d'une grosse fracture avec plaie et encoche sus-orbitaire, esquilles, il suffit de toucher et de voir. Pas n'est besoin de chercher une ecchymose ou un épistaxis. Est-on en présence d'une fracture fissuraire, tout cet ensemble symptômatique sur lequel on comptait fait défaut et alors il arrive que l'on méconnait la véritable nature de l'amaurose parce que l'on s'obstine dans des données vieillies que l'on ne veut pas contrôler.

C'est ainsi, nous en sommes persuadé, que l'on est arrivé à poser en principe que les amauroses intra-canaliculaires sont excessivement rares. Nous n'avons pas craint d'attaquer la théorie classique parce qu'il lui restera toujours assez; il ne faut pas s'attacher à rechercher toujours dans chaque fait clinique une étiquette caractéristique qui le fasse classer dans une catégorie connue. Ici, plus que partout ailleurs une critique isolée de chaque observation est nécessaire en l'absence d'une physionomie clinique générale.

Pourtant il y a quelques signes qui permettront sinon d'affirmer l'amaurose intra-canaliculaire du moins de la considérer comme probable.

Et d'abord souvenons-nous qu'il ne faut pas une très grande violence pour disjoindre l'arc osseux naso-sphénoïdal. Après cette première amorce le trait se poursuit sans effort dans le fond de l'orbite. On ne peut donc plus alléguer la perte de connaissances et les symptômes cérébraux. Nous sommes même amené à penser qu'il y a là plus grande variété dans la conformation, l'épaisseur des os du crâne et qu'ils résistent plus ou moins selon les sujets.

Le point d'application de la force ne serait pas indifférent pour la production des fractures du canal optique. Si on néglige des fractures par contre-coup qui ne sont en somme que des exceptions et ne se rencontrent que dans les grands traumatismes où l'amaurose est secondaire, on s'aperçoit que ces fractures sont toujours irradiées de certains points de la base soit de l'étage antérieur, soit de la périphérie de l'étage moyen. Il ne peut être question ici des traits partant de la voûte et se répandant sur la base. Ce sont souvent de trop grands délabrements sans histoire clinique. Seuls doivent nous intéresser les traumatismes s'appliquant sur la base et y déterminant localement à leur point d'application une fracture propagée plus loin.

Nous en arrivons à conclure qu'on pourra soupçonner une lésion du canal optique chaque fois que l'arc antérieur et l'arc moyen seront directement touchés.

Mais nous répétons encore une fois que nous n'entendons pas parler ici des fractures produites par coup de feu dans la bouche, par exemple. Elles échappent à toute description, la balle brise ce qu'elle rencontre, il y a un foyer esquilleux local avec irradiation de tous les côtés.

Ce que nous venons de dire ne s'applique pas non plus à certaines fractures dites à tort indirectes, celles succédant à une chute sur le siège, le rachis. Nous rapportons plus loin une fracture du trou optique produite par ce mécanisme. Mais il est clair qu'ici c'est la partie supérieure de la colonne qui agit comme tige rigide en défonçant la base du crâne.

On dira qu'il est souvent difficile de relever les anamnestiques les circonstances du fait, de savoir le point qui a porté et sur quoi il a porté. C'est possible. Mais dans la pénurie où nous sommes de tout autre symptôme guide il faut bien s'en contenter.

A la notion de cécité subite il faut substituer celle d'amblyopie immédiate. Nous avons vu qu'il s'en fallait de beaucoup que la perte absolue de la vision succédat immédiatement à l'action violente. Toujours est-il qu'on observe une diminution de l'acuité sans lésion apparente appréciable, quelquefois le rétrécissement du champ visuel, mais jamais d'hémiopie. Nous trouvons plusieurs fois signalée au moment du traumatisme la sensation d'éblouissement et de vive lumière. On peut penser dans ces cas exceptionnels à une section du nerf optique à moins qu'il ne s'agisse simplement de phosphène par compression du globe.

L'amblyopie est le plus souvent unilatérale.

L'atrophie de la papille est toujours consécutive, elle peut même être tardive. Elle se révèle à l'ophtalmoscope par un aspect blanc, nacré, éclatant. Les artères sont minces, petites, filiformes, les veines turgescentes et dilatées. L'atrophie peut être partielle ou totale, sclérose en masse ou points intacts. Cette atrophie est constante, elle est la traduction au dehors du travail intime d'organisation fibreuse qui se passe au niveau du foyer fracturaire profond, c'est dire qu'il faut un certain temps avant que la propagation se soit faite. Il ne faudra pas la chercher immédiatement après l'accident, et en son absence conclure à l'intégrité du conducteur optique.

Inutile de chercher à préciser le point exact de la contusion du nerf optique avant ou après l'entrée dans son épaisseur de l'artère centrale de la rétine. Il n'est pas démontré que dans le second cas les vaisseaux soient remarquablement plus minces et plus exsangues.

Quelquefois l'hémorragie intra-vaginale du nerf cause

de tous les accidents, est assez abondante pour produire une véritable infiltration de la papille et un dépôt de pigment sanguin tout autour. Ce serait peut-être un bon signe de grande valeur prouvant tout au moins l'existence d'un épanchement sanguin qui n'a pu prendre naissance qu'au niveau du trou optique. De là à la fracture de ce dernier il n'y a qu'un pas.

Enfin nous ne croyons pas qu'un traumatisme puisse produire une fracture du canal optique sans laisser sur les parties molles sinon une plaie du moins des signes évidents de forte contusion, ecchymose, bosse sanguine, etc. Pour réaliser nos fractures expérimentales il nous a toujours fallu déployer une certaine force. Mais à cet égard nous ne saurions rien affirmer, tout dépendant du point d'application du traumatisme, de la variété de conformation des crânes, de certaines dispositions individuelles. Il est certain toutefois que pour briser l'arcade sourcilière un choc léger nous paraît insuffisant.

Nous insisterons en terminant sur les fractures du trou optique émanées de l'étage antérieur. Ces fractures ne présentent pas le tableau clinique classique des fractures du crâne. La commotion est légère si même elle existe, le malade se remet vite, mais reste ou devient aveugle. Tout s'explique d'après ce que nous avons dit dans notre chapitre d'anatomie pathologique. La scène se passe sous la dure-mère, les désordres locaux sont insignifiants, il existe une simple fissure ou fêlure sans déplacement. Ce serait la chose la plus bénigne s'il n'y avait pas d'amaurose consécutive.

Nous croyons que dans les observations qui suivent il s'agit de fractures du trou optique, mais cette même symptomatologie vague qui en l'absence de signes importants nous fait rapporter l'amaurose à la fracture doit nous inspirer aussi les plus grandes réserves tant que la coexistence de l'effet et de la cause supposée n'aura pas été établie par l'autopsie.

OBSERVATION I

Annales d'Oculistique, 1858, p 203, Dr Van Dommelen

J.-J. L., fantassin au 1er régiment d'infanterie en garnison à Nimègue, âgé de 24 ans, fit une chute d'une hauteur de plus de six mètres pendant qu'il était en faction sur un bastion par une nuit obscure. Au bruit de cette chute le chef de poste se rendit sur les lieux et y trouva la sentinelle étendue comme morte.

L'officier de santé de garde à l'hôpital diagnostique une commotion cérébrale avec diverses plaies dont une du côté gauche et une autre comprenant la joue, le nez, la lèvre supérieure. Le malade ouvrit les yeux vers trois heures du matin, l'on vit alors sur la conjonctive une extravasation sanguine marquée. Les fonctions se rétablirent parfaitement, mais la vue de l'œil gauche s'était perdue. A l'ophtalmoscope on constate que le contour du nerf optique a disparu, il est remplacé par un disque rougeâtre et ne différant que peu de la couleur du reste du fond de l'œil.

Les veines sont turgescentes, les artères minces et grêles.

OBSERVATION II

Société ophtalmologique de Heidelberg. Session de 1881. — Analysé par le Dr Van Duyse de Gand, dans les « Annales d'Oculistique » de 1882.

Berlin a observé une fissure du nerf optique à l'intérieur du canal osseux de ce nom, lésion rare vis-à-vis des fractures osseuses fréquentes à ce niveau. Cette déchirure intra-canaliculaire a été observée chez un individu qui s'était tiré un coup de revolver dans la tête. La balle traversant l'orbite avait fracassé en plusieurs points la voûte et perforé la grande aile du sphénoïde pour aller se loger dans l'hémisphère droit du cervelet. Le paroi supérieure du canal optique était traversée par une fissure dans toute sa longueur et celle-ci était en quelque sorte prolongée par une déchirure profonde de la portion sous-jacente du nerf optique. Cette déchirure de nerf se continuait vers le chiasma sur une étendue de cinq millim. La lésion intra-canaliculaire portait sur une espace de 4 millim. La portion intra-orbitaire du nerf était intacte.

OBSERVATION III *(Ibidem)*

M. Michel a observé deux cas d'amaurose unilatérale à la suite d'une contusion. L'atrophie de la papille optique était nette au bout de quelques semaines, mais déjà contestable vers le quinzième jour à l'éclairage diurne. M. Meyer a observé plusieurs cas analogues, mais les signes de l'atrophie ne sont venus qu'au bout de plusieurs mois. M. Hirschberg a rencontré aussi des amauroses traumatiques qu'il a rapportées à la fracture du canal optique.

OBSERVATION IV *(Ibidem)*

M. Nieden a observé au bout de quatorze heures à la suite d'un traumatisme violent chez un employé de chemin de fer, une coloration blanche totale du nerf optique avec disparition des artères, développement léger des veines et amaurose consécutive.

OBSERVATION V

Annales d'Oculistique, 1882, p. 167.

février. *Troubles visuels à la suite de trau-matisme du crâne*, par MAYERHAUSEN.

Traumatisme intéressant la région sourcilière droite observé chez une femme de 45 ans (chute du haut d'un escalier). Champ visuel rétréci de 20° en haut et en dehors. On observa dans ce cas des symptômes cérébraux (perte de connaissance, vertiges, céphalalgie extrême, une sensation lumineuse subjective très intense au moment de la chute, un gonflement momentané de la paupière (hémorrhagie interstitielle) des sugillations de la conjonctive bulbaire.

OBSERVATION VI

L'observation suivante laisse le champ libre à toutes les hypothèses. L'examen ophtalmoscopique n'ayant pas été pratiqué.

DEMOURS, *Traité des maladies des yeux*, t. L, p. 440.

L... me consulta en 1816 pour son fils âgé de 19 ans qui en franchissant à cheval une barrière fut projeté sur le gazon. La tête porta la première et il y eut une contusion sur bord d'orbite gauche. La vue du même côté fut perdue bien que sur les téguments il n'y eût qu'une ecchymose légère. Guérison sans amélioration de la vue qui fut perdue pour toujours.

OBSERVATION VII

Un des ducs de La Rochefoucauld reçut au faubourg Saint-Antoine une balle morte au front qui n'entama point les tissu et ne fit pas perdre connaissance. Il perdit à l'instant et pour toujours la vue des deux côtés.

VOLTAIRE, *Siècle de Louis XIV.*

OBSERVATION VIII

Rognetta : Un éclat de bombe frappe en 1830 la joue gauche d'un jeune homme qui se battait, le blessé est conduit à l'hôpital de la Charité.

L'œil gauche n'a pas été touché, il conserve toutes ses formes, mais il a perdu sur le champ et sans retour la faculté de voir par le seul fait de la commotion. Nennen et Baudens ont observé la cécité chez des militaires frappés au front par de légers coup de feu.

OBSERVATION IX

FANO. *Maladie des yeux*, page 102.

Je fus consulté en octobre 1842 par un homme dont l'œil droit était complètement amaurotique, abaissé et tourné en dehors. En passant la main sur le front on sentait à droite une élévation triangulaire indiquant le siège d'une fracture antérieure. Six mois auparavant il avait reçu un coup violent sur la tempe droite, on n'avait point sur le moment découvert de fracture; il resta privé de sentiment pendant les quinze premiers jours qui suivirent l'accident. L'os était dénudé. Exophtalmos, je crois qu'il y a eu ici fracture de l'orbite.

OBSERVATION X

Hutchinson, *Ophth. Hosp. Reports. XVI.*

Un homme de 25 ans reçoit un coup à la région sourcilière gauche, il perd connaissance et reste étourdi pendant un quart d'heure. Quand il revient à lui, l'œil était complètement privé de vision.

Hutchinson l'ayant examiné aussitôt constata que l'odorat avait également disparu de ce côté, le fond de l'œil lui parut normal bien qu'il n'existât aucune trace de perception lumineuse.

OBSERVATION XI

Richet, juin 1877. Cité par Bernède Th. Paris.

Le 4 février 1877, une femme âgée de 69 ans fait une chute dans sa cour et tombe sur la face. Elle reste vingt-quatre heures sans connaissance. Un médecin appelé au bout de quelques jours constata une plaie orbitaire droite, deux jours après le mari de la malade observe que son œil avait quelque chose de singulier, de drôle. La malade n'y voyait presque plus, aujourd'hui la vue est perdue. Les milieux de l'œil sont transparents. Choroïde et rétine saines. Papille non œdématiée.

OBSERVATION XII

Th. Bernède. Paris 1883. *Fracture de paroi interne de l'orbite par coup de fleuret et irradiée à trou optique.*

L...., faisant des armes sans masque avec son prévôt reçut un coup de fleuret boutonné à l'angle interne de l'œil gauche. Le bouton du fleuret avait un centimètre de diamètre et était entouré d'une ficelle. Le blessé eut un vertige, s'affaissa, sans perte de connaissance. Au bout d'un quart d'heure, il ne voyait plus de l'œil gauche. L'écoulement de sang qui s'était produit sur le coup s'était vite arrêté du côté de l'œil mais avait persisté par le nez. Le malade rentre à l'hôpital militaire d'Oran. Là le médecin ne trouve aucune plaie de l'œil. Actuellement milieux de l'œil transparents à part légère opacité périphérique de cornée. Les vaisseaux ont leur direction normale. Le calibre de la veine est normal, celui de l'artère diminué. Capillaires ont disparu. Papille est blanche, contours bien limités, légère excavation au centre. Vision totalement abolie. Aucun indice d'ancienne infiltration papillaire, ni pigment, ni hémorragie.

OBSERVATION XIII

Un épileptique de 42 ans avait de grands accès toutes les quatre ou six semaines et des vertiges. Il présenta à la suite d'une chute au niveau de la région sourcillère droite une ecchymose et une suffusion sanguine des paupières. L'œil droit qui était bon jusque-là présenta un scotome central de forme ovale. Cécité aux couleurs. Importante décoloration de la moitié temporale du nerf optique droit. Après douze semaines même état.

(Archives d'ophtalmologie).

OBSERVATION XVI

Récemment à la clinique du Dr Galzowski nous avons vu un malade présentant une perte absolue de la vision l'œil droit à la suite d'un coup de corne reçu sur le sourcil. Le fond de l'œil était normal en apparence. *(Archives d'ophtalmologie).*

OBSERVATION XV

DEMARQUAY. *Tumeurs de l'orbite*, p. 91.

R... Jacques, cuirassier 25 ans, reçut au sourcil droit et sur le trajet du bord orbitaire supérieur un coup de pied de son cheval coup tellement violent que la table externe du sinus frontal fut brisée en éclats. Le malade perdit connaissance. L'œil du côté blessé faisait avec les paupières ecchymosées qui le recouvraient une saillie considérable. Extraction des esquilles osseuses mobiles. Suppuration et détersion de la plaie. Le malade ne se rétablit qu'après de violentes douleurs, mais il se trouve privé de la vue du côté blessé.

Larrey, clinique chirurgicale, t. 1, p. 200.

OBSERVATION XVI

Th. HECQUIN, Paris 1874.

Observation de M. S. Hulka. Une grande blonde de 20 ans se heurte fortement le sourcil gauche contre un pupitre. Vive douleur et altération de la vision telle qu'elle se trouvait obligée de tourner la tête vers sa gauche pour voir dans cette direction. Au bout d'une semaine l'affaiblissement de la vue était tel qu'elle ne distinguait plus sa main. La papille était gonflée et opaque.

OBSERVATION XVII

GALEZOWSKI, *Journal d'ophtalmologie.*

P... 14 ans. Nystagmus double prononcé et un strabisme divergent droit. A l'ophtalmoscope atrophie presque complète de

R. DAMOND.

9

papille droite, moins marquée à gauche. De l'œil droit le malade
distingue à peine le jour. Champ visuel rétréci concentrique-
ment. La mère raconte que l'enfant étant en nourrice a eu
crâne et jambes fracturés. Depuis convulsions fréquentes et
vue s'est perdue petit à petit.

OBSERVATION XVIII

De l'atrophie et de la névrite traumatique de la papille
(Vieusse). *Recueil d'ophtalmologie* p. 334, 1875.

F... artilleur, est trouvé gisant sur le sol sans connaissance.
On constate à la partie externe de l'arcade orbitaire droite une
plaie contuse de deux centimètres. Paupières ecchymosées.
Ecchymose sous-conjonctivale. Vision conservée dans l'œil
droit. Un mois après je le revois et c'est alors qu'il se plaint de
gêne dans la vision. A l'ophtalmoscope les milieux de l'œil
paraissent sains. La papille à sa base centrale est blanche
nacrée. Veines et artères ont conservé leur calibre normal. Le
malade ne distingue pas la couleur rouge et verte qu'il prend
pour du gris. Quelques jours après la vue est complètement
abolie dans ce même œil. Papille complètement privée de ses
capillaires.

OBSERVATION XIX

Jeune soldat qui en 1870 reçut à Beaumont un coup de feu
qui lui traversa la face et fractura les deux branches de mâ-
choire inférieure. En 1873 on observe une perte complète de la
vision dans l'œil gauche. A l'ophtalmoscope atrophie complète
de papille gauche. Aucun accident cérébral, ni perte de connaissance, ni céphalalgie. Il dit seulement qu'au moment où il a
été blessé il aurait vu trente-six chandelles. Œil droit excellent

OBSERVATION XX

Jeune maçon tombe d'échaffaudage et se fait blessure sans gravité à la région temporale gauche. Aucun accident cérébral. Le lendemain la vision était complètement abolie à gauche. C'est alors que je le vis. A l'extérieur, l'œil était parfaitement sain. Milieux transparents. Papille atrophiée et léger épanchement sanguin sur la macule.

OBSERVATION XXI

Gazette des Hôpitaux, 1883. 12 février, GUERMONPREZ de Lille.

Le 20 janvier 1881 survint un coup de tampon à la gare de Choques. Le chauffeur est retrouvé sans connaissance dans le tender, recouvert de pains de sucre, de colis divers et de débris de wagon. Plaie de 6 centimètres sur le côté gauche de tête, verticale, répondant au bord extérieur d'orbite. Fracture des os du crâne de la face correspond à cette plaie. Cicatrisation. Symptômes cérébraux graves : affaiblissement progressif, langueur, perte de forces, céphalée, douleurs dans les membres à l'épigastre. Perte de l'ouïe du côté gauche. A l'examen de l'œil gauche on reconnaît outre la déformation du bord externe de l'orbite une paresse notable de l'iris. A l'ophtalmoscope atrophie de la papille avec amincissement très net de l'artère centrale. Cet œil ne voit absolument plus. Il est perdu.

OBSERVATION XXII

Th. BERNÈDE. Paris 1883.

Victor L... reçut un violent coup de fouet. La douleur le fit chanceler. Son agresseur le frappe plusieurs fois de coups de

talon de botte sur la partie médiane du front et l'orbite droit.
Reste un quart d'heure sans connaissance. Ecchymose sous-conjonctivale Epistaxis. Vision du même côté complètement abolie.
Amélioration légère de la vue. On constate peu de temps après près l'angle interne de l'œil une dépression du bord du maxillaire
supérieur entre l'apophyse montante et le rebord sous-orbitaire.
L'enfoncement mesure près de 5 centimètres de profondeur. Le
malade ne peut guère compter ces doigts de la main à 0,80.
A l'image droite infiltration de papille. Légère hémorrhagie du
bord supérieur. Artère centrale un peu mince. Veine un peu
plus grosse. Atrophie de la papille consécutive. Le malade va
beaucoup mieux et peut lire à distance convenable.

OBSERVATION XXIII

Due à l'obligeance de M. le Docteur MEURER.
(*Province médicale*, 24 août 1890).

L... Pierre; 25 ans, cultivateur à Burcin (Isère), entre à la
salle Saint-Charles le 5 août 1890.

Père âgé de 60 ans, bien portant ; mère âgée de 55 ans en
bonne santé ; une sœur de 17 ans a eu des rhumatismes, un
frère de 21 ans bien portant.

Pas de maladies antérieures : pas de syphilis, pas d'alcoolisme.

Il y a vingt jours le malade conduisait dans un mauvais chemin une petite voiture sur laquelle il était assis. A un moment
donné le cheval s'est emporté, et, après une course de cent-
cinquante mètres environ est venu s'abattre contre un mur. Le
choc a précipité le conducteur de la voiture contre le mur qui
était fait de pierres superposées et non cimentées. La commotion a été telle qu'il a perdu complètement connaissance et est
resté dans cet état pendant trois jours. Il ne peut donner aucun
renseignement sur ce qui s'est passé pendant ce laps de temps.

Quand il revint à lui il avait déjà du ptosis du côté gauche ; il souffrait de douleurs péri-orbitaires et surtout au niveau du front. Enfin il lui était impossible de mâcher à cause d'une fracture du maxillaire inférieur au niveau de la symphyse. Du côté gauche existait une plaie sur le bord externe de l'arcade sourcilière, plaie linéaire de 3 à 4 centimètres coupée à angle aigu par une autre plaie de 1 centimètre et demi. Ces deux plaies avaient été suturées immédiatement après l'accident et la cicatrice parfaitement régulière se voit encore très bien aujourd'hui et témoigne d'une plaie faite par le rebord orbitaire lui-même comme cela se produit régulièrement dans ces cas.

La fracture du maxillaire inférieur fut maintenue réduite au moyen d'une fronde. Au moment où le malade a repris connaissance la vision était complètement abolie à gauche et l'œil était absolument immobile.

A son entrée à l'hôpital le malade présente une plaie cicatrisée non mobile sur les parties profondes. La palpation au niveau de la plaie réveille un peu de douleur mais ne révèle pas d'enfoncement osseux. La paupière supérieure est le siège d'un ptosis très accentué.

Le faciès du malade est tout particulier : toute la moitié gauche de la face est un peu déjetée du côté droit, présente un aspect plus lisse et les rides sont moins accentuées. Le nez dans sa partie cartilagineuse est un peu déjeté à droite. La bouche et le menton sont également déviés sans que ce déplacement puisse être mis sur le compte de la fracture du maxillaire inférieur qui est parfaitement réduite. L'orbiculaire des paupières fonctionne. Quand on soulève la paupière supérieure et qu'on s'oppose à la fermeture de la fente palpébrale on sent une résistance assez énergique. La paupière supérieure tombe au devant de l'œil et ne peut pas être relevée par le malade. Mouvements d'élévation impossibles. Tous les mouvements de de l'œil sont complètement abolis depuis l'accident. La pupille est dilatée et immobile. Cette mydriase est susceptible d'être encore augmentée par l'atropine. La sensibilité a totalement disparu dans tout le domaine de la branche ophtalmique. Dans le domaine des deux autres branches du trijumeau, savoir la paupière inférieure, le nez, la joue, les lèvres, la sensibilité est diminuée.

La vision est absolument abolie : le malade ne distingue pas le jour de la nuit et cet état de cécité de l'œil gauche existait au moment où le malade a repris connaissance, trois jours après son accident.

La sensibilité olfactive est conservée. Le malade entend aussi bien de l'oreille gauche que de la droite.

En dehors du ptosis, de l'immobilité absolue de l'œil, de la dilatation persistante de la papille, on constate une légère tuméfaction de la paupière supérieure. La paupière inférieure ne présente rien de particulier.

La conjonctive bulbaire est rouge, la cornée dépolie, la pupille dilatée et immobile. L'examen ophtalmoscopique révèle une atrophie complète de la papille optique. L'œil droit est absolument sain, soit au point de vue de la motilité, soit au point de vue de sa sensibilité spéciale ou générale. L'état général du malade est excellent.

OBSERVATION XXIV

Clinique ophtalmologique de Lyon.

B... François, 7 ans, entre le 15 mars 1882. On n'avait jamais remarqué chez cet enfant un affaiblissement de la vue lorsque, le 22 novembre 1880, un omnibus lui passa sur la tête et lui fractura la cuisse. Il resta alité pendant 40 jours. On se serait aperçu alors que sa vue aurait considérablement baissé. L'enfant aurait présenté à la suite de l'accident de vastes ecchymoses. Aujourd'hui, l'acuité est très faible. A l'ophtalmoscope on trouve les deux papilles atrophiées.

OBSERVATION XXV (*Ibidem*)

O... Jean, cultivateur. Bonne vue habituelle. Il y a 5 semaines chute de voiture, hémorrhagie oculaire et nasale assez abondantes. L'œil droit a baissé le premier, l'œil gauche a été moins atteint. Pas d'hypertension. Cornée intacte. Iris mobile. Acuité

$$OD \qquad V = 0,6$$
$$OG \qquad V = 0,7$$

Emmétrope, pas de signes d'astigmatisme. Milieux transparents.

OBSERVATION XXVI (*Ibidem*)

Joseph G... 25 ans, domestique se présente à la clinique le 8 mars 1886. Il y a deux mois, traumatisme d'œil gauche, mais ne portant pas directement sur le globe oculaire. Un éclat de bois a frappé la région orbitaire. Depuis une quinzaine de jours, la vue diminue rapidement et actuellement, elle est à peu près nulle. Paupières et conjonctive saines. Cornée intacte. Pupille dilatée sans atropine. Vision de l'œil gauche = O. Pupille un peu trouble et très rouge, gris bleuâtre au centre.

OBSERVATION XXVII

Jean-François X..., terrassier à Givors. Antécédents syphilitiques probables, Cicatrices suspectes sur le lobule du nez. Ozène. Cependant bonne santé habituelle. Alcoolique. Amblyopie assez prononcée de l'œil gauche.

Rentrant chez lui à la suite de ses libations, il se laissa tomber la face contre le trottoir. Le front porta contre l'angle de la pierre. Il put se relever et alla lui-même à l'Hôpital. C'était le soir et il lui est difficile de dire s'il a perdu la vue sur le coup. Le malade a plusieurs fois répété et affirmé, qu'après sa chute il a perdu connaissance, a été transporté inconsciemment à l'hôpital, que là, il s'était réveillé et avait reconnu le gendarme qui l'y avait conduit. Il est donc parfaitement établi, que la cécité n'a point été immédiate. On observa deux plaies profondes, l'une sur l'arcade sourcilière, l'autre sur le rebord orbitaire inférieur. Ces deux plaies furent vite cicatrisées.

Entré 15 jours après à l'Hôtel-Dieu de Lyon, il y est traité par l'iodure de potassium. On soupçonnait l'intervention de la syphilis comme cause possible de l'amblyopie subite. Aucune amélioration du reste, à la suite de ce traitement. L'amaurose persiste. Les mouvements du globe ne sont pas diminués, pas d'exophtalmos ou d'ecchymose sous-conjontivale. A l'optalmoscope les milieux sont transparents, pas d'hémorrhagie ou de lésion appréciable. Enfin le malade sort comme il est entré, à peu près aveugle. Atrophie de la papille consécutive.

Cette observation démontre que la perte de la vision peut mettre un certain temps à s'effectuer, ce qui ferait supposer qu'elle est due, non pas au choc ou à la déchirure, mais à une complication plus tardive, l'hémorrhagie par exemple.

CHAPITRE IV

Amauroses de conduction intra-crânienne

Nous aurons vite fait de réviser le procès des amauroses traumatiques d'origine intra-crânienne et centripète. Les auteurs leur accordaient autrefois une véritable importance. Il semble qu'il faille aujourd'hui en rabattre bien que cela continue à se [dire et à s'écrire. Nous croyons qu'elles doivent être fort rares si tant est qu'elles soient possibles.

Après avoir franchi le canal optique chaque nerf toujours intimément appliqué à la surface osseuse qui est ici le corps du sphénoïde se dirige brusquement vers la ligne médiane et s'accole à son voisin pour constituer le chiasma. Ici c'est plutôt à des rapports de contiguïté qu'à une véritable adhérence que le conducteur nerveux doit sa solidarité pathologique relative avec la base du crâne. Nous sommes loin de cette sorte de compression physiologique, si l'on peut ainsi dire, subie par le nerf optique au moment où il passe dans ce canal étroit que lui a octroyé si peu généreusement l'anatomie. Toutefois jusqu'au chiasma le nerf optique est encore exposé, il forme attelle avec la surface osseuse sous-jacente; cette résistance brisée, la violence poursuivant ses effets s'attaque à lui et le rompt, une esquille soulevée peut encore le blesser. Mais ce sont sans doute des faits rares. La dure-mère est solide et reste souvent intacte malgré tout grâce à son élasticité. Il faut enlever ce périoste interne lorsqu'on veut découvrir un trait fracturaire. A partir du chiasma les deux bandelettes optiques divergent cette fois définitivement, se dirigent de bas en haut, quittent le lit osseux et pénètrent dans le cerveau. Ce qui prouve simplement le bien fondé de notre distinction en deux segments du tractus optique intra-crânien c'est le fait suivant, observation vulgaire pour qui a ouvert quelques crânes : Lorsqu'on a glissé les mains à la face inférieure de l'encéphale pour l'enlever, après le léger effort nécessaire pour rompre les attaches nerveuses de la base, si on regarde ce qui reste du nerf optique on voit toujours que celui-ci est invariablement rompu à quelques millimètres du chiasma. Ce premier segment antérieur nous l'assimilons donc pathologiquement au segment intra-canaliculaire. Comme lui mais à un moindre degré il est victime d'un voisinage malheureux, cependant la maison d'à-côté pourra prendre flamme sans qu'il brûle lui aussi. Le segment postérieur libéré de toute attache est plutôt protégé par le lobe sphénoïdal. Donc les fractures transversales de la selle turcique que nous avons données comme possibles ne retentiront sur la vision qu'autant qu'elles intéresseront la moitié antérieure du corps du sphénoïde et encore même dans ce cas y a-t-il infiniment de chances pour que tout se passe simplement. Ne pas arguer de la sous-jacence du trait de fracture par rapport au nerf car celui-ci compte sur l'intégrité de la dure-mère.

Le déplacement par lequel nous avons vu ailleurs des esquilles soulever la fibre nerveuse comme une corde à violon s'observe rarement.

La formation d'un cal exubérant compressif est en désaccord avec tout ce qu'on sait de la réparation des plaies des os du crâne.

Tout ici se réunit pour nous faire rejeter l'idée de l'amaurose de conduction intra-crânienne.

Faisons cependant des réserves : Il y a des troubles visuels amenés tardivement par des lésions secondaires (épanchement sanguin, foyer purulent, méningite) dont la localisation commandera la symptomatologie. Nous hasardons timidement la proposition suivante qui nous ferait revenir à notre intransigeance du début. La formation d'une collection liquide surtout épanchement sanguin serait impossible sur le versant du talus turcique qu'occupe justement le nerf optique, le sang filtrant d'après les lois de la pesanteur dans le contre-bas de l'étage moyen.

Restent cependant, malgré tout, des méningites locales pouvant englober le nerf optique dans une gangue inflammatoire amenant sa dégénérescence atrophique et la perte de la vision.

Les auteurs ont donné comme exemples d'amaurose cérébrale, des observations fantaisistes qui peuvent être aussi bien rapportées à des fractures du canal optique. Il suffit de citer :

OBSERVATION

Annales d'oculistique. T. 69, p. 283.
Exemple d'atrophie d'origine cérébrale.

J... S... 68 ans se présente à Moorfield pour un ulcère de la cornée droite, mais tout l'intérêt du cas gît dans l'autre œil. Cet œil est presque complètement privé de la faculté de voir. La pupille se dilate bien. Il y a une légère opacité dans le cristallin, mais à part cela, les milieux sont transparents. La pupille est d'un blanc bleuâtre, déprimée et excasée. La veine et l'artère sont considérablement diminuées de volume. Le malade rapporte qu'il y a 12 ou 14 ans, pendant qu'il était en Australie, un arbre lui était tombé sur la tête. Il fut environ 10 jours avant de pouvoir marcher ; son oreille gauche avait cessé d'entendre au moment de l'accident. Son bras et sa jambe gauche se trouvèrent fort affaiblic pendant longtemps.

CHAPITRE V

Amauroses traumatiques cérébrales

Une fracture de la voûte crânienne est-elle susceptible
de déterminer l'amblyopie par action traumatique sur le
centre cérébral percepteur des sensations visuelles? Telle
est la question à se poser.

Existe-t-il d'abord un centre visuel? Après la décou-
verte des centres psycho-moteurs l'élan a été donné, les
physiologistes et les cliniciens ont voulu diviser arbitrai-
rement, du reste, la surface cérébrale en un quadrillé
dont chaque case jouerait un rôle distinct. C'était un peu
la doctrine de Gall avec un regain de nouveauté. Malgré
tout les centres sensitifs resteraient encore à trouver.
Plusieurs esprits distingués pensent que la sensibilité est
diffusée un peu partout, et qu'il n'existe pas pour elle de
confluents spéciaux. Voici le dernier mot pour ce qui
regarde le centre optique : « Ferrier et Yeo pensent après
de nombreuses expérimentations sur le singe que la seule
lésion qui détermine une cécité complète et permanente
est la destruction totale des lobes occipitaux et des plis
courbes. La destruction complète et bilatérale des plis
courbes cause d'abord une cécité totale et temporaire

suivie d'une diminution permanente de l'acuité visuelle des deux yeux. L'ablation complète du lobe occipital et de la plus grande portion du pli courbe d'un côté cause une cécité temporaire de l'œil opposé suivie d'une hémiopie bilatérale vers le côté opposé à la lésion. Ceci cesse d'être perceptible quelques semaines après l'opération. La guérison se produit même si l'autre pli courbe est lui aussi notablement lésé. Il semble donc que la vision demeure possible avec les deux yeux, quand il ne reste des deux côtés que des portions de centre visuel. »

En résumé est seule capable de déterminer une cécité complète et définitive une lésion destructive des deux lobes occipitaux et des deux plis courbes. Une lésion limitée à certains points de l'écorce peut bien produire une amblyopie passagère, mais on voit que la suppléance se fait par les parties restées saines. D'où on peut conclure que l'anopsie corticale par fracture, compression, esquille, épanchement sanguin est rare, que si on a pu en citer quelques observations c'est que la mort est venue rapidement et avant que la suppléance fonctionnelle ait eu le temps de s'effectuer. Et même ne peut-on pas rapporter la cécité observée dans les hémorragies arachnoïdiennes, par exemple, à une compression du faisceau optique de Gratiolet pris entre la base et l'écorce poussée par l'agent compresseur ? Quant à savoir si l'amblyopie corticale est oui ou non une hémianopsie, c'est un point encore débattu.

OBSERVATIONS

M. Bouveret, 1887, communique à la Société des Sciences médicales de Lyon l'observation d'un homme de 72 ans qui devint subitement aveugle. Ni trouble de la sensibilité générale, ni de la mobilité.

Intégrité du fond de l'œil. Cet homme fut pris d'hémiplégie gauche et mourut dans le coma.

A l'autopsie on trouve ramollie la substance corticale des lobes occipitaux : à droite tout le coin et les trois quarts postérieurs de la face interne. Le ramollissement s'étend à la substance blanche sous-jacente et même jusqu'aux parois du prolongement ventriculaire. A gauche mêmes lésions sur tout le coin et une grande partie des circonvolutions temporo-occipitale. La face interne du lobe occipital est saine.

On voit l'étendue des lésions capables de produire l'amaurose. Un ramollissement seul peut en constituer de pareilles. Une fracture serait insuffisante à moins de broiement complet.

CHAPITRE VI

Amauroses réflexes

Que nous reste-t-il en fait d'amauroses réflexes? Nous en avons vainement cherché une seule de bien démontrée dans les nombreuses observations citées par les auteurs. Mais toujours il a été possible de substituer à un mot sans valeur, à une théorie que rien ne justifie, une interprétation plus en rapport avec les faits et plus simple. Sous ce titre bienveillant et d'une lâche extension on a fait entrer beaucoup d'amblyopies diverses appartenant aux diverses catégories étudiées. On a vu la cécité être la suite d'une légère piqûre de la paupière. Il avait fallu admettre des relations imaginaires et compliquées entre les nerfs cutanés et l'appareil de la vision, mettre en cause le trijumeau, le ganglion de Gasser, le sympathique, les nerfs vaso-moteurs, trouver entre chacune de ces grandes lignes des abouchements et des appareils déviant l'influx nerveux dans une voie d'élection, tout un *deus ex machinâ* difficile à comprendre et surtout à prouver. Nous avons cherché à montrer qu'il s'agissait purement et simplement d'une lésion directe, piqûre ou coupure du nerf lui-même. De même dans les traumatismes supra-orbitaires un peu violents l'amaurose s'expliquerait par une fracture du canal optique. L'ébranlement du globe lui-même, non pas simplement dynamique, correspondant à une sorte de stupéfaction rétinienne, mais aboutissant à une lésion permanente et appréciable des membranes de l'œil, l'ébranlement, disons-nous, revendiquerait encore pour lui beaucoup d'amauroses dites réflexes. Il n'est pas besoin de chercher si loin, examinez minutieusement de la périphérie à la profondeur l'état de la conductibilité dans les divers points de l'arc optique. Eliminez progressivement les diverses hypothèses possibles, aidez-vous des anamnestiques et des circonstances du fait, des symptômes, et vous arriverez au diagnostic de la lésion et de sa localisation.

Non seulement la théorie de l'amaurose réflexe n'est pas vraie, mais ce mécanisme est-il possible. Il est difficile de dire non. Tous les chemins mènent un peu partout, et par définition même le système nerveux est un système de communication qui établit des relations anatomiques entre tous les éléments de l'organisme. Si l'on voulait être difficile on pourrait peut-être dire que les relations physiologiques restent encore à prouver entre certains organes, qu'il n'y a pas, en somme, d'harmonie préétablie et de sympathie nécessaire entre deux points quelconques de l'économie.

Il existe bien, il faut le reconnaître, des amauroses réflexes non traumatiques d'étiologie variée, d'origine dentaire par exemple. Celles-ci sont bien prouvées ; mais on a proposé récemment une théorie qui tend à ruiner encore l'hypothèse réflexe jusque dans ce champ de l'inconnu où elle régnait sans conteste. L'amaurose dentaire reconnaîtrait pour cause une propagation à travers les sinus maxillaires et jusqu'à la gaine du nerf optique de l'inflammation alvéolaire. Ce qui va suivre jette un jour tout nouveau sur ce point. *Archives d'ophtalmologie,* juin 1892, t. XII, Emile Berger, *Rapports entre les maladies des yeux, celles du nez et des cavités voisines.*

« Le canal optique est vers la limite supero-externe du sinus sphénoïdal. Des recherches anatomiques ont prouvé que la paroi qui sépare le sinus du canal optique est généralement mince, mais exceptionnellement elle peut être très épaisse d'un côté, partiellement resorbée de l'autre, de telle façon que la gaine du nerf optique est recouverte par la muqueuse du sinus. Plusieurs auteurs ont observé également des solutions de continuité sur la selle turcique. On comprend ainsi comment un processus inflammatoire peut se propager du sinus vers le nerf optique et les méninges. »

Suivent, à l'appui du dire de l'auteur, trois observations dont voici la plus concluante :

« Une femme de 27 ans remarqua, à la suite d'un refroidissement et d'un rhume, qu'elle ne voyait plus du tout de l'œil gauche. Elle consulta son médecin qui, ne trouvant pas altération du fond d'œil, la rassura. Dix ans après la pupille était dilatée et ne réagissait pas à la lumière; papille atrophiée. — Pas de sensation lumineuse. »

Les conclusions de M. Berger nous paraissent procéder d'un véritable esprit scientifique. Elles consacrent une tentative d'explication acceptable sur les troubles oculaires, dits sympathiques. Nous irons plus loin, puisqu'on nous a tracé la voie. Tout le monde sait de quels troubles

circulatoires s'accompagne la périostite alvéolo-den-
taire, quelle déformation étendue de la face est produite
par le mouvement fluxionnaire. Eh bien ! n'est-il pas
logique d'admettre la propagation de cet œdème, de cette
congestion jusqu'au niveau de l'arrière-fond orbitaire et
au nerf optique, soit par la voie sous-cutanée, soit à travers le sinus maxillaire aux parois si minces ? On pourrait
même expliquer la bénignité habituelle des symptômes et
leur peu de durée, par la tendance naturelle à la réso-
lution, qui est un des caractères de ces fluxions
collatérales.

Nous ne nous sommes engagé dans cette digression
que pour bien asseoir ce principe : l'expression d'amaurose
réflexe est une étiquette qui peut servir encore à désigner
ce bloc de faits obscurs, incomplets, observations tronquées qui attendent une interprétation. Mais c'est un
mauvais mot qui doit disparaître de la science, parce
qu'il peut donner le change. A l'avenir, au lieu de
s'arrêter à ce diagnostic facile, on devra rechercher à
chaque fait un processus plus vraisemblable.

Nous entendrons cependant les amauroses réflexes
avant de les condamner. Laissons parler leur avocat,
M. Kœnig.

Voici l'observation type citée par cet auteur. (Th.,
Paris)

« Dame P..., 40 ans, maîtresse blanchisseuse, est
atteinte à la région orbitaire gauche par des éclats de
verre tombés du 3ᵉ étage. Pas de perte de connaissance.
Perte subite de vue d'œil gauche. Aucune lésion perceptible à l'ophtalmoscope. Elimination d'une amaurose
simulée. »

Avant d'en venir à ce diagnostic de pis-aller, nous voudrions un peu plus de détails sur la nature de la contusion, sa localisation, la profondeur de la blessure, la marche ultérieure de l'affection. On avouera que cette sobre observation n'est guère concluante. Quel est le volume et le poids de cet éclat de verre? Est-ce un petit fragment qui, faisant une boutonnière sous la peau, a pénétré dans la profondeur et blessé le nerf optique? ou une grosse masse de verre projetée avec une force suffisante pour produire une fracture? Dans les deux cas, nous pouvons invoquer une explication plus vraisemblable que celle de Kœnig. Il n'y a pas à s'étonner que l'observation ophtalmoscopique immédiate soit négative, on sait bien que l'atrophie papillaire ne survient qu'au bout d'un certain temps.

CONCLUSIONS

I. — Les amauroses traumatiques doivent être rapportées en général à une altération matérielle d'un des points du tractus optique. Les amblyopies traumatiques réflexes peut-être possibles ne semblent pas démontrées. On en a du reste exagéré l'importance, elles restent l'exception et non la règle.

II. — Il faut distinguer dans l'appareil de la vision certains segments particulièrement exposés en vertu de leur structure délicate ou mieux encore à cause de l'étroite solidarité anatomique qui les fait participer de préférence aux fractures du cràne. Nous avons été amenés à décrire des amauroses de réception, de conduction et centrales.

III. — Les amauroses de réception (1) déjà définies revendiquent pour elles nombre de cécités traumatiques impossibles à comprendre avant l'ophtalmoscope et aujourd'hui bien connues.

IV. — L'épithète d'amaurose de conduction intra-orbitaire convient particulièrement aux cas où un corps

(1) Par lésion du globe.

piquant pénétrant dans le fond de l'orbite entre le globe et le pourtour orbitaire a blessé le nerf optique lui-même.

V. — Les amauroses de conduction intra-crâniennes sont rares sinon impossibles.

VI. — L'histoire des amauroses centrales est encore obscure. Elles ne seraient pas plus fréquentes que les précédentes.

VII. — Restent enfin les amauroses de conduction intra-canaliculaires qui reconnaissent toujours pour cause une fracture du trou optique. Elles sont plus fréquentes qu'on ne croit. Seules elles rendent compte des atrophies papillaires mi-traumatiques, mi-essentielles qu'on ne savait à quoi rapporter.